병명도 모를 때…
치료도 안 될 때…

골격이 답이다

병명도 모를 때···
치료도 안 될 때···

골격이 답이다

한완석 지음

건강다이제스트 社

책을 펴내면서

나는 서양의학이 포기한
갈 곳 없는 고질병 환자를 기다린다

● **골격의 기본 틀이 깨져 질병에 시달리는 현대인들**

"몸은 우리가 늘 염려하는 것보다는 건강하다. 쉽게 죽음에 이르지도 않는다. 인간의 생명력이 생각보다 강하다는 이야기다. 쾌적한 자연 상태에서 건강하게 태어나 바르게 섭생하고 활동한다면 병치레를 하지 않고 120살 이상까지도 살 수 있다.

그러나 반대의 경우에 처하면 인간은 지극히 나약하다. 생명력은 여전하지만 질병으로 만신창이가 된 삶을 살기 쉽다. 특히 어머니의 뱃속에서 밖으로 나오는 과정에서부터 질병의 씨앗이 뿌려지고 일상생활을 하는 동안 자잘한 안전사고 등을 통해 골격 균형이 무너진 경우 만병이 거기서 발원하고 그래서 일생을 병마와 씨름하며 살게 된다."

골격학 연구에 인생을 바치면서 터득한 결론이 이것이다. 만병의 근원을 알게 되면서 서양의학이 포기하여 더 이상 갈 곳이 없는 환자들을 수없이 만났다. 내가 쓴 첫 번째 책 제목을 〈병원이 포기한 세상의 모든 병들〉이라고 붙인 것은 그래서였다.

　서양의학은 과학문명의 발달과 함께 하루가 다르게 발전했다. 하지만 치료하지 못하는 병들이 즐비하다. 암, 심장병, 뇌졸중, 고혈압, 당뇨, 비만, 아토피, 치매, 근 무력증 등 우리가 일상적으로 접하는 질환들이 아직도 속수무책이다.

　비만을 보자. 의료선진국인 미국의 경우 마름모꼴 체형의 비만환자가 부지기수고, 우리도 비만 환자가 크게 늘고 있다. 대표적인 성인병으로 꼽히지만 첨단의료시스템으로도 해결이 안 된다. 식이요법, 운동요법, 심리요법, 수술요법 등 다양한 방법을 동원하지만 여전히 우리가 해결해야 할 난제 중의 하나로 남아있다.

　서양의학이 번번이 비만 극복에 실패하는 것은 원인을 잘못 짚었기 때문이다. 서양의학에서는 비만의 원인을 살이 찐 것에서 찾는다. 하지만 나는 비만의 원인이 살이 찐 것에 있지 않다고 본다. 다시 말해 비만환자를 단순히 살찐 환자라고 착각해서는 비만 문제를 해결할 수 없다는 얘기다. 비만환자는 살이 쪄 있는 게 아니라, 척추 장애로 시작된 증상이다. 한 마디로 원인 모르는 증상이라고 할 수 있다.

　원인은 다른 데 있는데 애나 어른이나 모두에게 "살을 빼라"고만 하면 백전백패. 밥을 줄이거나 운동에만 매달릴 것이 아니라 증상을 찾아서 관리하는 방법을 가르쳐 주어야 살이 빠지면서 체력도 좋아진다.

• 골격학도 신토불이다

사람은 누구나 건강하기를 원하고 아프지 않기를 기원한다. 그런데 사람들을 모아 놓고 아픈 사람이 없는 집은 손을 들어 보라고 하면 손을 드는 사람은 한 사람도 없다. 의학 수준은 갈수록 높아가고 의료보장 또한 잘 되어 있음에도 불구하고 왜 이렇게 아픈 사람이 늘어만 갈까?

가만히 주위를 둘러보면 무릎통증에 시달리는 어머니, 허리가 아픈 아버지, 좌골신경통에 걸린 아내, 당뇨와 고혈압을 앓고 있는 삼촌, 심장병으로 고생하는 나, 성장통을 앓고 있는 아들…. 한두 가지 지병 없이 아프지 않은 가족이 거의 없다.

게다가 고질적인 만성질환에 걸리면 약봉지를 늘리며 현상유지만을 바랄 뿐이다. 죽을 때까지 더 악화되지 않기를 바라며 조심하며, 생활을 한다.

그 이유가 어디 있을까? 나는 첨단과학으로 무장한 서양의학이 그 첨단 기술력 때문에 오히려 원인도 대책도 없는 질환을 쉽게 양산하는 것이 아닌가 싶다.

나는 서양의학이 포기한 환자를 고친다. 더 이상 갈 곳이 없는 이 환자들이 나를 찾아와 희망을 발견한다. 그리고 기적 같은 쾌유 경험을 한다. 이 책은 골격학의 비법과 관리 내용을 다룬 것이다.

모 대학병원에서 인공호흡장치를 떼느냐, 마느냐로 세상이 떠들썩했던 사건이 있었다. '김할머니' 사건이다. 인공호흡장치를 제거하면 수일 내에 사망한다는 것이 병원의 판단이었다. 법적으로 인공호흡장치를 제거하면 안 되므로 법원에 소송을 제기했고, 법원의 판결을 받아

인공호흡장치를 제거했다. 그런데 그 후 6개월여를 더 살았다.

서양의학의 판단에 잘잘못을 따지자는 이야기가 아니다. 첨단의료시설도 사람의 목숨을 정확히 예측하기 어렵다는 이야기다. 당연히 사각지대가 있고 그 사각지대에서 고생하는 환자들을 치료할 수 있어야 한다는 이야기다.

젊은 나이에 '김할머니'처럼 되는 경우를 생각하면 안타깝기 그지없다. 죽음의 사자가 오기 전까지 뭐든 해보아야 하지 않겠는가? 서양의학이 병의 원인을 몰라서 포기해도 환자와 가족은 포기해서는 안 된다. 아니 대부분 포기하지 못한다. 지푸라기라도 잡아야 한다.

그렇게 포기를 하지 못하는 환자들이 나를 찾아온다. 내게 와서 병을 관리 받고 좋아지는 모습을 보는 것이 내 일생의 낙이다.

나는 전통요법을 바탕으로 골격학 관리법을 완성했다. 한국인에 의해 국내에서 골격으로 관리하는 방법이 성황리에 이뤄진다는 점에 주목을 해주길 바란다. '우리 것이 좋은 것이여!' 라는 말은 고질적인 질환을 앓는 사람들에게도 적용이 된다. 그런 의미에서 나는 선언한다.

- '서양의학이 포기하는 질환을 나는 관리할 수 있다!'

나는 서양의학이 포기한 환자 80~65%의 질환을 고칠 수 있다. 그리고 제안한다.

- 병명을 몰라 치료를 포기한 환자들을 내게 보내 호전을 시키는지 아닌지 시험해 보라.

- 세계 의인대회, 혹은 의술박람회를 컨벤션센터에서 개최하여 서양의학이 포기한 환자들을 치료하는 국제대회를 개최해 보자.

서양의학에 종사하는 사람들에게 불편할 수도 있겠지만 서양의학에 오히려 기회가 될 수 있다. 거짓인지 아닌지 진위眞僞가 가려질 것이며, 거짓들을 깔끔히 정리할 수 있을 것이다. 어디 그뿐인가! 동양의학의 메카라는 이름으로 대한민국 국격이 높아지고 국가브랜드 인지도도 크게 제고된다. 그 혜택이 전통요법 분야에만 돌아가는 것은 아니다.

● **지구를 지키는 일은 내 여생의 사명**

한 사람의 일생에서 가장 소중한 것은 건강이다. 생명이다. 그리고 병 없이 오래 사는 것이다. 가장 기초적이면서도 죽을 때까지 결코 소홀히 해서는 안 되는 문제다. 우리 몸은 생이 끝나는 순간까지 작동하는 기계와 같다. 그런데 그것을 소홀히 하여 평생 삐걱거린다거나 성능이 좋지 않은 상태로 써서야 되겠는가.

골격학 연구를 통해서 내가 발견한 원인도 대책도 없는 고질성 질병 치료 비결은 여러 가지다. 그 중 "치료 이전에 아프지 말아야 한다."는 것이 비결 중에 으뜸이라는 사실을 밝혀둔다. 그래서 나는 예방 차원에서 경추베개, 전신베개, 다리베개와 제품 등을 개발했으며 바른 골격을 위한 의자나 기계도 개발 중에 있다.

안전하게 태어나고, 태어난 뒤에는 내가 제안하는 3·6·8 시스템으로 바른 골격을 유지하는 삶을 살아간다면 일생동안 건강한 체질로 장수할 수 있다.

건강은 한 사람의 의무다. 건강을 무너뜨리는 것은 이 사회를 위해, 지구를 위해 직무유기를 한 것이나 다름이 없다. 건강을 유지하는 것은 지구를 지키는 가장 가치 있는 일이다.

나는 의대나 한의대 학문을 전공한 의사도 한의사도 아니다. 그러나 서양의학이 찾지 못한 사각지대, 환자의 병명을 찾는 학문 중에서 빠진 한 과목의 학문을 찾아냈다.

제도권 밖에 있지만 나는 내 재능과 기술을 신이 준 면허증이라고 생각한다. 이를 살리고자 골격관리에 필요한 특허도 다수 받았다. 서양의학이 포기한 세상의 환자들이 내게 와서 새 생명을 얻고 삶의 의미를 되찾는다면 그것으로 만족한다.

이 책을 통해 원인도 대책도 없는 증상으로 고생하는 환자들이 아직 관리 방법이 끝나지 않았음을 깨닫고 희망을 갖기 바란다.

2010년 5월 한완석

contents

책을 펴내면서 _ 4

chapter 01
지구는 지금 불치병 천국

1. 몸에 좋은 약을 다 먹고도 쓰러진 환자 _ 16

2. 현대인은 모두 환자다 _ 20

3. 로하스 여사의 아들, 아토피를 어찌할까요? _ 24

4. 의료비 지출과 의사는 느는 데 못 고치는 병은 왜 갈수록 많아질까? _ 28

5. 못 고치는 병 고치는 세계대회를 열자 _ 36

6. 줄기세포가 서양의학의 한계를 극복할까? _ 43

chapter 02
병원이 포기한 질환 도전장 내다!

1. 서양의학이 포기한 질환 왜 늘어날까? _ 54

2. 원인 불명의 질병 권하는 서양 의료시스템 _ 57

3. 대체의학은 없다! _ 62

4. 학위를 뛰어넘는 실력이라면 확인 마땅하다 _ 69

5. 환자의, 환자에 의한, 환자를 위한 의료가 무엇일까? _ 73

6. 내가 환자를 가려 받는 이유 _ 76

7. 기적, 믿음의 대가인가? 비기㊙인가? _ 81

8. 못 고치는 병 정복의 해답은 실전고수 한완석이 답이다 _ 85

9. 숨어있는 의료 고수들을 불러내자 _ 91

10. 국위 선양과 국격을 높이는 길 _ 96

chapter 03

불량 뼈대는 만병의 근원

1. 계절을 모르면 철부지, 뼈를 모르면 병부지病不知 _ 104

2. 부모가 무지하면 아이를 망친다 _ 108

3. 교통사고 환자, 나이롱환자일까? _ 111

4. 건강한 몸, 건강한 골격이란? _ 113

5. 요람에서 무덤까지 관리하자 _ 117

6. 후진양성과 '한완석 골격학' 프랜차이즈 _ 121

7. 어설픈 흉내는 몸에 오히려 '독' _ 126

8. 이론을 뛰어넘는 실전기술이 필요하다 _ 129

9. 골격학의 외연 확대를 위한 탐색 _ 134

chapter 04

물려받은 사명, 한완석의 골격학

1. 인사동, 동대문 고서원을 무시로 찾으며 비법 연구 _ 144

2. 남자도 어려워 못하는 걸 웬 여자가 하겠다고? _ 147

3. 실수와 배움을 통해 제품 만드는 비법을 터득하다 _ 152

4. 개발된 제품은 응급조치용으로 요긴하게 사용 _ 156

5. 조부모님으로부터 물려받은 유산 _ 160

6. 의인이자 도사님 소리를 듣던 조부님 _ 164

7. 어렸을 때부터 약초에 대한 감각이 남달랐던 소녀 _ 168

8. 골격 검진 3·6·8시스템은 신개념 인술 _ 172

chapter 05

난치병의 뿌리와 한완석 골격요법 동의보감

1. 뼈 206개에 모든 병의 원인이 있다 _ 178

2. 뼈의 문제에서 오는 이상한 질병들 _ 180

3. 골격학으로 풀어본 비만의 치료점 _ 191

4. 골격학으로 풀어본 당뇨병 관리법 _ 198

5. 골격학으로 풀어본 어지럼증의 이해 _ 202

6. 골격학으로 풀어본 뇌졸중의 이해 _ 206

7. 골격학으로 풀어본 고혈압의 이해 _ 211

8. 골격학으로 풀어본 심장병의 이해 _ 215

9. 골격학으로 풀어본 허리 병의 이해 _ 220

10. 골격학으로 풀어본 오십견의 이해 _ 228

11. 골격학으로 풀어본 수족냉증의 이해 _ 230

12. 골격학으로 풀어본 무지외반증·족부괴사의 이해 _ 233

13. 골격학으로 풀어본 갱년기 증상의 이해 _ 236

14. 골격학으로 풀어본 파킨슨병의 이해 _ 246

chapter 06
실전으로 쌓은 이구동성의 체험신뢰

1. 첫 책을 읽고 말 못하는 손자를 데리고 온 할아버지 _ 250

2. 팔방미인으로 여러 병원 전전하던 40대 뇌졸중 환자 이야기 _ 254

3. 통증 때문에 잠 못 이루는 31세 청년 _ 259

4. 얼굴에 포도송이 같이 달린 멍울 _ 264

5. 서양의학만을 신봉했던 77세 신부전증 회장님 _ 267

6. 세 살까진 정상이었던 어린 생명을 향한 손길 _ 271

7. 엄지손가락이 꺾인 16개월 된 아기 _ 275

8. 병원에서 수술하라던 생후 90일 된 뇌수막염 아기 _ 277

9. 혈변에 시달리는 여덟 살짜리 아이 _ 279

10. 밥도 굶고 물 한 모금도 못 삼킨 미국 모학교 총장 _ 281

11. 심장이 터질 것 같았던 중년 여성 환자 _ 283

12. 중학생 아들과 함께 온 병원장 부인의 감탄사 _ 287

13. 루저에서 185cm 위너 청년이 된 대학생 _ 291

14. 사타구니가 터져 죽겠다던 회장님의 전립샘 _ 295

15. 119마다하고 나부터 찾은 환자 가족 _ 299

chapter 01

지구는 지금 불치병 **천국**

아픈 몸을 이끌고 이 병원, 저 병원을 순례해 봐도
되돌아오는 건 절망뿐! 원인도 모르고 병명도 모른 채
오늘도 힘든 하루하루를 보내고 있다면
'골격학'에서 그 해답을 찾아보자.

1 몸에 좋은 약을 다 먹고도 쓰러진 환자

웰빙주의자 A씨는 왜 병이 났을까?

종합비타민, 콜라겐, 항산화제, 철분제, 오메가3, 클로렐라.

아침 출근을 서두르며 직장인 '나건강' 씨가 지난 10여 년간 거의 매일 식탁 옆 서랍에서 꺼내 먹었던 영양제 리스트다. 40대로 접어들면서 '나건강' 씨는 나이를 생각해서 관절과 연골 건강에 좋다는 글루코사민도 추가를 했다.

웰빙주의자인 '나건강' 씨는 음식을 먹을 때도 그냥 먹지 않았다. 균형 잡힌 영양식을 고려해서 탄수화물, 지방, 단백질, 비타민, 무기질의 5대 영양소가 고루 들어간 메뉴를 선택했다. 점심식사 때 면류를 선택했으면 저녁식사 때는 밥류를 선택하는 등 합리적인 메뉴 선택이 되도록 요모조모 따졌다.

쌀을 주식으로 하는 한국인의 생활습관상 탄수화물 과잉섭취가 이루어지기 쉽다고 판단해서, '혹 이것이 비만으로 이어지지 않을까?' 하는 염려가 들어, 밥의 양은 줄이고 생선이나 살코기류의 단백질 섭취 비중을 늘리는 데까지 세심하게 신경을 쏟았다.

그런데 이토록 건강에 관심이 많았던 '나건강' 씨가 어느 날 '쾅' 하고 쓰러졌다. 출근을 위해 샤워를 하고 욕실을 나서다 의식을 잃고 바닥에 쓰러져 버린 것이다.

그 후 '나건강' 씨는 병원 순례자가 되었다. 가 병원, 나 병원, 다 병원, 라 병원…. 서너 군데의 병원을 돌며 혈액검사를 하고 소변검사를 하고, 초음파와 CT를 찍었다. 같은 검사에 든 비용만 해도 상당한 금액이 들었다.

하지만 '나건강' 씨는 이 병원, 저 병원 순례를 멈출 수가 없었다. 여러 병원을 다녔지만 구체적으로 손에 잡히는 확실한 병명을 들을 수 없었기 때문이었다. 워낙 건강을 챙겨 왔기에 검사 수치상 특별한 특이점은 발견되지 않았다. 다만 혈압이 고혈압으로 가는 경계선 상에 놓여 있어 가 병원에서는 "1주일에 5회, 30분씩의 운동"을 권하며 "한 달 동안 열심히 했는데도 혈압이 내려가지 않으면 혈압강하제를 써보자."고 했다.

'나건강' 씨는 의사 말을 떠올리며 한 달간 열심히 운동을 했다. 그런데 쓰러질 정도는 아니었지만 어질어질한 증상은 개선되지 않았다. 한 달 후 다시 병원에 가서 불편한 증상을 호소하자, 의사는 혈압을 재며 "개선이 되지 않았으니 아무래도 약을 복용하는 것이 좋겠다."고 했다.

고혈압 약을 처방받은 '나건강' 씨는 '그렇다면 약을 먹으면 어지러운 증상이 낫겠지.' 싶었다. 그런데 약을 먹어도 불편한 증상은 없어지지 않았다.

참다못한 '나건강' 씨는 이번엔 나 병원으로 갔다. 검사를 거친 나

병원 의사는 "피로가 주된 원인인 것 같다."고 진단을 내렸다. "피로가 누적되어 일어난 현상이니 충분한 휴식을 취하면 나을 것"이라고 했다.

여기서는 만성피로에 좋다는 약을 처방받았다. 하지만 증상은 없어지지 않아 다 병원으로 향할 수밖에 없었다.

다 병원에서는 "성격이 너무 예민해서 나타난 신경증적 현상"이라고 진단했다. "마음을 편안하게 가지면 나을 것"이라며 신경안정제를 비롯한 한 아름의 약을 처방해주었다. 그런데 한 아름의 약을 다 먹은 후에도 '나건강' 씨의 증상은 개선되지 않았고 체력은 현저하게 떨어졌다. 다시 라 병원으로 향한 '나건강' 씨. 그러나 이번에도 속 시원한 대답은 듣지 못했고 "그렇다면 원인을 알 수 없다."는 말만을 듣고 돌아왔다.

'나건강' 씨는 크게 실망이 되었고 이어 깊은 좌절감이 찾아왔다. 웰빙주의자를 자처하며 건강에 관심을 가지고 몸을 챙겨 왔건만 자신의 병명도 확실히 알 수 없는 환자가 되어버렸기 때문이었다.

지난 십여 년간 열심히 건강을 챙긴다고 챙겼음에도 불구하고 환자가 되어버린 자신을 앞에 두고 절규하고 싶은 심정이었다.

기우뚱한 몸은 틀림없이 병을 부른다

대체 내게 무슨 일이 일어난 것일까? 도무지 영문을 알 수 없는 '나건강' 씨는 아픈 몸을 앞에 두고 회의감에 빠져 들 수밖에 없었.

이것이 서양의학의 한계다. 한계는 환자가 더 잘 안다. '나건강' 씨의 경우 그나마 다행일지도 모른다. 잘못 진단하거나 잘못된 처방으로 오히려 병을 키우는 사람들도 있기 때문이다. 혹 떼러 갔다 혹 붙이는 격이 되었다고 할까? 병을 고치기 위해 병원을 찾았다가 다른 병을 더 얻어오는 난감한 일들이 벌어지지 않은 것만도 다행한 일이었다. 그렇다면 해결 방법은 없을까?

답은 골격에 있다. 나는 병원에서 고치지 못하는 이런 환자들을 주로 본다. 이럴 경우 뼈의 구조물을 보고 바로 병을 진단한다. 어디가 어떻게 아픈지 묻지 않아도 안다.

환자가 많은 말을 하려고 하면 오히려 "가만 있으라."고 핀잔을 준다. 환자가 자꾸 자신의 병세에 대해 이것저것 많은 말을 하면 병을 가르쳐주고 치료를 해달라는 것이나 마찬가지다. 병을 가르쳐주고 고쳐달라는 것은 맞지 않는 방법이다. 아픈 사람이 오면 고칠 병인지, 못 고칠 병인지를 찾아야 고칠 것이 아닌가.

나는 인체 내에 있는 뼈의 균형 상태를 보면 어디가 고장이 났는지 즉시 증상이 보인다.

2 현대인은 **모두 환자다**

> **태어날 때부터 환자,
> 그런데
> 이를 모른다**

현생 인류의 조상을 호모사피엔스사피엔스(Homo sapiens sapiens)라고 한다. 호모사피엔스가 '슬기로운 사람'이라면 호모사피엔스사피엔스는 '좀 더 진화한 슬기로운 사람'이란 뜻을 지닌다. 호모사피엔스사피엔스는 도구를 사용하여 문명생활을 할 줄 안다.

고대인과 현대인의 가장 큰 차이점은 무엇인가? 우선 고대인들은 나무나 돌, 동물의 뼈 혹은 청동이나 쇠붙이 정도를 사용하여 생활을 했지만, 현대인들은 나무는 말할 것도 없고 금속이나 아주 미세한 첨단 장비까지 사용하여 생활을 한다.

두뇌를 사용할 줄 아는 현대인들은 고급한 두뇌를 사용하여 물질문명을 일구었고 이를 토대로 의식주생활 전반에 가히 혁명이라 지칭할 만한 놀라운 생활변화를 이뤄냈다. 슈퍼컴퓨터 한 대만 가지면 똑똑한 인간도 대체할 수 있을 정도다.

현대인은 약기가 그지없다. 모르는 게 없으니 그럴 법하다. 필요하거나 궁금한 점이 생기면 즉각 인터넷에 접속하여 원하는 정보를 알아내기란 식은 죽 먹기다. 그런 면에서 만능 지능을 가졌다고 말할 수도 있다.

그런데 정말 현대인은 약은 걸까? 모르는 게 없는 걸까? 과유불급過猶不及이란 말이 있다. 지나친 것은 미치지 못한 것과 같다는 뜻이다. 현대인이 모르는 게 없다는 것은 뒤집으면 아는 게 없다는 것과 같은 뜻이 된다.

질병 차원에서도 그렇다. 병의 원인이 어디에서 비롯된 것인지 근본을 아는 사람은 거의 없다. 몸을 지탱하는 구조물이 잘못되어 병이 났음에도 이를 제대로 이해하고 있는 사람은 극소수에 불과하다.

내가 사람들을 만나 "몸이 비뚤어졌네요." 하고 말하면 대부분의 사람들은 "정말요?" 하며 되묻거나 "누구나 다 비뚤어져 있는 거 아네요?" 한다. 개중에는 한술 더 떠 "태어날 때부터도 좌우대칭이 맞는 사람은 없어요." 하면서 말도 안 되는 주장을 펼치는 사람도 있다. 대개 식자識者 층에서 그렇다.

바로 그 지점에서 나는 반격을 가한다. "그래요. 태어날 때부터 잘못된 겁니다."

그러면 듣는 사람은 눈을 휘둥그레 뜨며 "태어날 때부터 뼈가 비뚤어지다니요? 어떻게 그런 일이 일어날 수 있다는 건가요?" 영 못 믿겠다는 투가 된다.

하지만 나는 강경하게 주장을 한다. "현대인은 모두 환자입니다. 그런데 이를 모르고 있으니 안타까울 따름입니다."

출산 시 엄마자궁을 지나면서 손상되는 태아

생명 탄생의 순간은 신비롭다. 동물의 탄생 순간도 감탄스러운데 만물의 영장이라는 사람의 탄생 순간은 신비를 넘어 숭고하기까지 하다.

출산 장면을 지켜보는 사람은 신비와 숭고함이 교차되지만, 바로 그 순간 산모와 태아는 생사의 경계를 넘게 된다. 오죽했으면 예전 어르신들이 말씀하시길 "여자가 죽을 수가 닿아있는 해에 출산을 한다."고 했을까?

십여 시간 진통을 거쳐 출산을 했든, 얼마 안 가 순풍순풍 출산을 했든 모든 산모는 이를 악물고 온 힘을 쏟으며 진통을 한다. 태아 역시도 세상 밖으로 나오기 위해 온몸이 빨개지도록 사력을 다한다.

출산의 순간 자궁 문이 열리긴 하지만, 태아의 머리가 빠져 나오는 일은 쉽지 않다. 태아는 산모의 골반을 통과하기 어렵기 때문이다. 태아의 머리는 처음엔 좁은 산도에 약간 비쳤다가 들어갔다가, 다음 번엔 다시 조금 더 나왔다가 들어갔다 하는 반복하는 과정을 거치며 출산을 한다. 이 과정에서 태아가 뼈 손상이 없이 건강하게 출산하려면 산모의 자궁이 정상이어야 한다.

또 하나 기억해야 할 것이 있다. 산모가 아이를 낳기 위해 힘을 줄 때는 적절한 때가 있다는 사실이다. 대개 출산을 할 때는 산모와 이를 도와주는 사람이 힘을 합해 아이를 밀어내려고 하지만 모든 일에는 자연의 법칙이 있다. 힘을 주지 않아야 될 때 산모가 힘을 주어서는 안 된다는 말이다.

무슨 말인지 얼른 이해가 안 될 것이다. 출산이 임박하게 되면 산도에는 아기가 탄생하기 위한 온갖 신비한 일이 일어나게 된다. 그 중 하나로 산모는 어느 순간 본인의 의지와는 상관없이 힘이 주어지는 순간을 맞게 된다. 힘은 그때 주어야 한다. 그 전에 힘을 주면 아기 머리가 산도까지 자리를 잡지 않았기 때문에 자칫 아기 목을 다치게 할 수도 있기 때문이다.

만일 이때 산모의 골반이 틀어졌다면 아기가 나올 때 위험하다. 또 제대로 이완되지 못해 터널이 정상적이지 않다면 그 사이를 통과하는 태아의 두개골에 나쁜 영향을 주게 된다. 그렇게 되면 출산 시의 충격이 뼈와 다른 장기, 생체세포에까지 영향을 미치게 된다. 뿐만 아니라 출산 시의 어느 순간 작은 실수로도 아기의 목은 다칠 수 있다. 그러니 아기가 잘 빠져나오지 않는다고 기계로 아기의 머리를 붙잡고 강제로 빼내는 일은 정말 위험천만한 일이다.

산모가 힘든 건 둘째로 치고 정상적이지 않은 산도를 힘들게 거치고 나오는 태아는 어떻게 될까? 태아가 출산 과정에서 손상을 입게 되면 그 고통은 평생 간다. 바로 그 순간 어려운 난관을 통과하는 과정에서 고질적인 병의 씨앗이 뿌려지게 된다. 충격으로 인해 골격 전반에 나쁜 영향이 미치면 신생아가 자라면서 서서히 그 영향이 나타나거나 급성으로 진행되어 어느 날 환자가 되어 드러눕게 된다.

그래서 **출생후 3개월에 한 번씩의 골격검진은 아이를 건강하게 잘 자라게 하며 장수할 수 있는 비결이 된다.** 일명 '3·6·8시스템'으로 장수의 토대를 마련하자.

3 로하스 여사의 아들, 아토피를 어찌할까요?

> **뼈가 틀어지면 유기농과 청정생활요법도 무용지물**

나 혼자만 잘 먹고 잘 사는 개인적인 웰빙의 차원이 아니라 너와 나, 우리 그리고 후손까지도 잘 먹고 잘 살기 위한 공익적 웰빙을 포함하는 로하스(Lifestyles of Health and Sustainability)에 관심이 많은 '나현명' 주부는 별명이 '로하스 여사' 다.

건강과 환경까지도 생각하는 '나현명' 주부는 설거지를 할 때 주방 세제 대신 쌀뜨물 발효액을 만들어 그릇을 씻고 화장실이나 변기 청소를 할 때도 화장실 전용세제 대신 천연 세제를 만들어 사용한다. 집안 곳곳에 숯을 비치해 놓고 싱고니움이나 스파티필름, 산세베리아 같은 식물을 거실이나 베란다에 두어 자연 공기 정화를 시킨다.

옷도 새 옷은 섬유 속의 독소가 반응을 해서 건강에 좋지 않다고 판단해 새 옷을 사면 몇 번이고 되풀이해서 세탁을 한다. 인공 염료의 독성을 빼기 위해서다. 이것도 성에 차지 않으면 흰색의 면 옷을 사다가 삶은 후 황토나 포도, 양파, 치자 등으로 직접 천연 염색을 해서 입힌다. 천연 염료는 환경을 지키면서 건강도 보호하기에 매우 적합한 방식이라고 생각한다.

'나현명' 주부의 방식대로 하면 무한의 청정지대에서 가족들이 아픈 곳 없이 건강하고 무탈하게 아주 잘 살 것 같은데 실상을 들여다보면 그렇지 않다.

하나밖에 없는 아들이 건강하지 못하다. 그녀가 그렇게 매일 마시는 공기와 피부에 닿는 것, 몸속에 들어가는 화학물질들에 온통 신경을 쓰고 있지만, '나현명' 주부의 아들은 아토피로 피부가 벌겋게 달아오르고 너무도 가려워 엄마 몰래 긁은 탓에 물집까지 부풀어 있다.

화학첨가제나 트랜스지방이 뒤범벅된 인스턴트 음식과 스피디한 생활을 영위하는 집에서의 아토피 환자라면 그럴 만하다고 수긍이 될 법하다. 그런데 '나현명' 주부처럼 로하스를 실천하는 집에서 중증의 아토피 환자라니. 이건 좀 아이러니한 느낌이 든다.

위의 경우에도 아토피성 피부염의 증상은 골격의 기능 저하로 인한 장기 중의 이상에서 온 것이다. 따라서 골격과 장기를 관리해야 낫게 된다. 막힌 하수구를 뚫어야 되고, 막힌 굴뚝을 청소해 주어야 제 기능이 유지되는 것은 필수이고 해답인 것이다.

뼈를 관리하면 면역력이 가동된다

'나현명' 주부의 입장에서 보면 상당히 억울하고 화가 난다.

'아무리 조심하고, 아무리 노력해도 안 된다는 말인가?'

인터넷을 뒤져보면 책도 많고 전문가도 많이 있다. 치료가 쉽지 않은 고질적인 질병인 만큼 민간요법에서부터 음식요법까지 치료방법에 대한 주장들이 한두 가지가 아니다.

아토피성질환 같은 병을 서양의학에서는 자가면역성질환이라고 구분한다. 사람의 몸에는 항상성이 있다. 몸에 이상이 생기면 정상적인 기능인 항상성을 유지하기 위해 백혈구라는 아군을 동원해 싸우게 하는 식으로 적절한 대처를 한다.

그런데 내부 시스템에 이상이 생기면 외부환경에 대비해 신체 기능을 증진시키지 못하고 적절한 대처를 하지 못하게 된다. 오히려 방어를 해야 할 수비대가 공격대로 돌변하는 교란 현상까지도 일어나게 된다.

첨단을 자랑하는 서양의학에서는 이런 질환에 특별한 약이 없다. 다만 증상을 완화시킬 수 있을 뿐이다. 비정상적으로 가렵거나 갈라지고 피가 맺힌 피부 증상을 완화시키기 위해서 보통 스테로이드제를 투여한다. 그런데 이 스테로이드제는 처음엔 낫는 듯하다가도 만성화되면 부신피질호르몬의 체계를 흔들어 병증을 더욱 악화시키는 원인이 되게 한다. 병원에 오래 다닌 아토피 환자들이 오히려 피부 각질이 비늘처럼 일어나거나 두꺼워진 예는 흔하게 볼 수 있다.

나는 자율신경에 따라 지배는 있으되, 자가 면역성은 없다고 본다. 만들어진 증상은 관리를 해주면 자율신경이 회복된다. 이 경우 나는 이상이 생긴 뼈를 관리함으로써 아토피의 재발을 막는다. 자율신경이 회복되면 고질적인 아토피라도 꼬리를 내리며 낫게 된다. 부신피질호르몬의 정상적인 분비가 가능하다면 아토피는 없다.

부딪히거나 떨어지거나 구르거나 하여 생긴 안전사고나 생활상의 잘못된 습관으로 인해 가동점을 이탈한 뼈들을 찾아 관리하면 자율신경이 회복되고 면역계는 자연스럽게 가동된다.

이처럼 골격을 관리해주면 신체 기능이 정상화되고 부신피질 호르몬의 작용도 원활해진다. 원래 사람의 몸에는 원상복원 능력이 있다. 그런데 부적절한 원인들로 인해 뼈가 가동점을 넘어서면 자연치유 장치가 가동을 할 수 없다. 궤도를 이탈한 위성처럼 치명적인 시스템의 착오가 생겨나면 어떤 원격장치로도 명령이 수행되기 힘들다. 이럴 땐 이탈한 궤도를 되돌려 정상적인 궤도로 진입하게 해야 비로소 명령 체계가 원활하게 수행된다.

그런 것처럼 다른 무엇보다 뼈대를 구성하고 있는 골격계를 바로 잡아줘야 뇌, 척수, 신경계가 비로소 올바르게 작동을 하게 된다. 이것들이 회복되면 인체는 정상적인 호르몬 분비체계를 유지하게 되는 것이다.

나는 우리 사회에 불고 있는 웰빙이나 로하스 바람을 폄하하고 싶진 않다. 무공해의 친환경 생활이 국민 건강에 이바지 하는 점들도 많지만, 어떤 것이 지엽枝葉이고 어떤 것이 근본根本인지를 먼저 헤아려 보고자 한다.

4 의료비 지출과 의사는 느는 데
못 고치는 병은 왜 갈수록 많아질까?

줄기는커녕 갈수록 환자가 늘어나는 이유

경제협력개발기구(OECD) 회원국 가운데 우리나라 국민들이 지출하는 의료비 증가 속도를 보면 입이 벌어진다. 1991년부터 2007년까지 우리나라의 국내총생산(GDP) 대비 평균 국민의료비 증가율은 2.8%로 OECD 회원국 가운데 가장 높았다. 보건복지가족부의 통계인 만큼 틀림없는 자료다.

영국이나 일본, 미국, 프랑스 같은 선진국들과 비교해 봤을 때도 우리나라 국민이 부담하는 의료비 증가속도가 가장 빠른 상태에 있다. 의료비 증가 속도가 빠르다는 것은 그만큼 아픈 사람들이 많아서 병원을 자주 찾았다는 뜻이 된다.

그런데 증가한 것은 의료비뿐만이 아니다. 의사 수도 함께 늘었다. 우리나라 의사들의 단체인 대한의사협회에서 회원들인 의사를 상대로 "의사 수가 많으냐, 적으냐?" 에 관해 질문을 했더니 열 명 중 여덟이 "현재 우리나라의 의사 수가 많거나 매우 많다."고 대답을 했다. OECD 의사 수의 증가율과 비교를 해 볼 때도 우리나라 의사 수 증가율이 두 배 이상의 속도를 보인다.

의사도 늘고 의료비도 늘었다는 것은 아픈 우리나라 국민들이 의사를 자주 찾아가 치료를 받았다는 의미인데, 그렇다면 우리나라 국민들은 의사를 자주 찾아간 만큼 병을 치료하고 몸이 건강해진 걸까?

이 점에 대해서는 고개를 강하게 젓게 된다. 매우 부정적이다. 주변을 보면 비만, 당뇨, 고혈압, 관절, 자가 면역질환 등으로 약을 먹는 사람들이 엄청 늘었고 중·노년으로 갈수록 숫자는 급격히 늘어간다. 이 말에 의심을 품는다면 옆집이나 친척집에 가서 약통을 살펴보길 바란다.

'의료비와 의사는 늘었는데 환자는 줄지 않고 있으며 오히려 늘어간다?' 이는 참으로 모순이 아닐 수 없다. 왜 이런 현상이 생겨난 걸까?

병든 숲은 나무만 쳐다봐서는 고치지 못한다

난 그 답을 서양의학이 가진 자체 모순에서 찾는다. 현대의학은 서양의학의 다른 명칭이기도 하다. 서양의학의 모태는 서구적 세계관과 맞물려 있다. 서구적 세계관은 통합적 세계관이 아닌 개체적 세계관이다. 숲보다는 나무이고, 전체보다는 지엽적이다. 어떤 사물이나 현상을 알기 위해서는 가장 작은 단위까지 추적해 간다. 쪼개고 또 쪼개어 성분과 특질을 분석한다. 이상이나 불량이 생겼을 땐 그 부분만 바꿔 끼우면 된다는 방식이다.

이 방법은 자연과학적 차원에서는 물질문명의 현란한 발달로 나타날 수 있는 장점이 있지만, 살아있는 생명체인 사람에게 적용시켰을 때는 한계가 있다. 사람은 기계가 아니다. 불량품 제거하듯 부품의 교체만으로는 어림없다.

숲 전체가 병들어 있는데 나무 한 그루만 교체한다고 해서 이상증상이 온전하게 해결될 수 없다. 만일 온전하기를 바란다면 순진해도 너무 순진한 생각이다. 이식한 나무는 인내의 한계점을 넘어서면 바로 숲에 동화되어 병들어 버리고 만다. 언제 다시 감염되느냐는 시간문제일 따름이다.

게다가 나무만이라도 온전하게 치유할 수 있다면 다행이련만 그렇지도 못하다. 부분에만 매달려 나무조차도 제대로 바라보지 못한다.

바로 이런 이유에서 의사도 늘고 의료비도 폭발적으로 늘고 있지만, 질병 치료는 늘 제자리걸음이고 오히려 만성 염증성 장질환인 크론병이나 근무력증, 베체트병, 루프스, 류머티스성 관절염, 뇌졸중, 파킨슨병, 백혈병, 암, 알츠하이머 같은 고질성 질환이 급증하고 있다.

그런데 위의 증상들은 근원만 잘 관리하면 전조증이나 예방차원에서 끝날 병들이다. 이런 고질성 질환들은 대개 원인 불명이라는 꼬리표를 붙이고 있다. 서양의학이 활발하게 연구는 하고 있지만, 아직 확실한 발병원인을 밝혀내지 못했다는 의미다. 답답한 노릇이다.

병원을 가도 원인을 모르고, 원인을 모르니 낫지도 않아, 환자들은 큰 병원, 좀 더 큰 병원으로만 몰려든다. 지방의 대학병원이나 서울의 중소 병의원 환자가 줄고 있는 현상이 이를 증명한다. 환자들은 서울의 초대형 대학병원에만 몰린다.

그런데 지방의 대학병원이나 중소 병의원을 떠난 환자들이 서울의 특급 대학병원에 가면 성과가 있을까?

환자들은 '초대형 병원에 가면 원인을 찾고 병을 고칠 수 있겠지.' 하는 믿음으로 초대형 병원을 찾는다. 하지만 여기서도 만족할 만한 성과를 거두지 못하면 미국행 비행기에 몸을 싣는다.

왜? 치료되지 않는 몸이 너무도 괴롭기 때문이다. 그러나 하버드나 존스홉킨스 같은 미국의 최첨단 대학병원에 가도 고질병 환자들은 쉽게 자신의 병을 다스리진 못한다.

미국에서 알츠하이머병 환자들이 급속도로 증가해서 미국 의료체계를 무너뜨릴 정도의 위협을 가하고 있다는 소식은 놀라운 소식이 아니다. 이것이 바로 한계에 부딪힌 서양의학의 현주소다. 이 같은 사실을 확인하기란 결코 어려운 일이 아니다. 최근 미국에서 사회적 이슈로 떠오르고 있는 문제가 10세 미만에서 뇌졸중 환자가 급증하고 있다는 것이다.

그런데 원인도 모르고 대책도 없어 고민이 깊어가고 있다. 분명히 밝히지만 나는 그 원인을 알고 있고, 대책도 제시할 수 있다.

유아 실명이 급증하고 있다는 보도도 마찬가지다. 눈에 기계를 부착하여 실명에서 벗어날 수 있다는 기사를 본 적이 있는데 이럴 경우 흑백만 볼 수 있다고 했다.

하지만 나는 기계의 부착 없이도 실명에서 벗어나는 방법을 알고 있다. 비만은 또 어떤가? 여러 가지 원인이 들먹거리지고 있지만 확실한 원인은 알지 못하고 있다. 그래서 약도 먹고 식이요법도 하고 운동도 한다. 하지만 비만을 예방하고 관리하는 근본대책은 원인을 찾아 증상을 관리하지 않고서는 결코 살을 뺄 수 없다. 이러한 사실을 대부분의 사람들이 모르고 있는 것이 너무나 안타깝다.

병을 줄이려면 숲을 치료해야 한다

병을 치료하려면 근원을 고쳐야 한다. 근본적인 원인을 찾아 치료하는 것이 아니라 나타난 증상만 치료하는 방법으로는 고질병을 고칠 수 없다. 잠깐 나아지는 듯하다가 다시 병이 도질 뿐이다.

'발병-치료-재발-발병…' 이런 과정을 되풀이 하며 병은 뿌리가 깊어져 근원치료를 하기가 더욱 어려워지는 악순환을 되풀이하게 된다.

나는 골격학으로 어려운 증상들을 관리한다. **서양의학에서는 병명을 모르고, 원인도 규명하지 못하는 병들을 한완석 골격연구원에서 관리한다.** 현대의학을 신봉하는 사람들에겐 믿기 어렵거나 불편할 수 있지만 이는 진실이다. 못 고치는 병으로 고생하는 환자들이 내 골격원에 와서 새로운 건강을 얻는다.

오늘날의 의료체계가 서양의학 중심으로 되다 보니 병을 고칠 가망이 없음에도 대다수 환자들은 이 방법, 저 방법을 찾게 된다. 탈출구가 없어도 서양의학에 의존한다. 이렇게 해도, 저렇게 해도 방법이 없기 때문이다.

개중에는 서양의학으로부터 고질병 선언을 받고 서양의학 시스템으로부터 과감히 탈출하여 새로운 방법을 모색하는 경우도 있지만, 대다수의 환자들은 탈출했다가도 새장 속에 오래 갇혀 있던 새처럼 다시 서양의학 시스템으로 돌아가게 된다. 이게 현실이다. 진정 그들에게 새 건강의 활로는 없는 걸까?

경험해 본 사람은 안다. 병명을 모르는 병을 치료하는 일이 기적 같지만 사실이라는 것을 믿는다. 골격원에서 관리를 받은 한 환자의 경우다.

자신의 동생이 아기를 낳지 못하자 내게 데려왔다. 생리가 없어서 더 낳고 싶어도 못 낳는다는 것이었다. 골반이 안 좋아 관리를 받도록 했다. 그러자 생리도 생기고, 오래지 않아 임신이 됐다. 임신이 됐으니 더욱 더 골반을 조심해야 하는 상황이었다. 6개월 동안 외출도 삼가고 각별히 조심하라고 했으나, 이 환자가 지방에 있는 친정에 다녀왔다. 그러자 결국 유산을 하고 말았다. 나는 무척 화가 났다.

"내 말을 허술하게 들을 것이면 오지도 말고 관리 받지도 마세요."

그래도 관리를 받고 싶다고 해서 다시 관리를 했다. 그리고 곧 임신을 했다. 골반이 약한 것은 여전히 숙제였고 산모도 조심을 하겠다고 했으나 다시 주의사항을 잊고 친정에 갔다가 유산이 됐다.

그러자 산부인과에서는 유산된 아이를 긁어내야 한다고 했고 얘기를 들은 산모가 울며불며 낙심을 한다며 언니가 전화를 해왔다.

"내일 11시에 낙태 수술 일정이 잡혀 있는데 한 원장님은 뭐라고 하는지 언니에게 물어보라."고 했다는 것이었다.

나는 증세를 듣고 나서 희망이 있다고 생각했다. 상황을 되돌릴 수 있다고 여겼다.

"수술하지 말고 잠깐 기다리세요. 그리고 한 가지 제품을 줄 테니 누구든 빨리 골격원으로 와서 가져가 먹여요. 수술은 절대로 하지 마세요."

산모의 언니가 골격원에 왔을 때 나는 말해주었다.

"절대 자중해야 해요. 생활은 해도 헛발은 디디지 말고, 외출쇼핑은 당분간 금물이에요. 힘쓰지 말고 정말 조심하라고 하세요."

제품 값을 주겠다는 것도 거절했다. 태어날 아이를 위해서, 애기가 태어날 때까지 선물이라고 했다. 그런데 조치를 취하고 떨어졌다던 아이가 안 떨어지고 잘 살아났다. 그 아이가 지금 5살이다. 수술을 했으면 세상 빛을 보지 못하고 사라졌을 영혼이 아닌가. 그 후 아들을 낳아 화목한 가정을 이루고 있다.

"아이가 유산되지 않은 걸 어떻게 알았어요?" 산모의 언니가 훗날 물었다.

뱃속에서 놀래서 유산이 되려면 그런 징후가 나타날 수 있다. 며칠 간간히 아팠다거나 했으면 죽었든지 무슨 일이 있다. 그럴 때는 돌연사로 본다. 피가 며칠 나왔다면 애기 목숨에 이상이 있는 것이다. 자궁의 피는 흔히 비친다. 내가 관리를 해서 골반을 강화했기 때문에 아기의 생명이 살아있던 것이다.

골격학을 하는 나처럼 특수한 기술로 병을 고치기도 하는 사람들도 가볍게 여기거나 적으로 돌려서는 안 될 것이다. 이 세상은 우리의 잣대로 예단할 수 없는 수많은 일들이 지금 이 시간에도 일어나고 있기 때문이다.

그때 산모는 내가 준 제품을 먹고 힘이 나더라고 했다. 애기 호흡이나 엄마 호흡이나 같다. 그것은 결국 뱃속의 아이 생명이 아직 존재한다는 신호였다. 병원은 유산이라고 봤으나 나는 아니라고 봤다. 이게 서양의학의 과오가 아닌가?

"메스껍다." 하면서 쓰러져서 혼수상태가 됐다고 치자. 그것도 아직 생명이 있다. 그럴 때도 구제할 수 있다. 구제해야 한다.

5 못 고치는 **병 고치는** **세계대회를** 열자

> **언제든 시험대에 오를 각오가 되어 있다**

서양의학이 해결하지 못하는 병명이나 원인, 대책이 없는 질환들을 한완석이 예방한다!
그렇다. 나는 우물쭈물하지 않는다.
"예스!"

체구는 작지만 한국 토종의 백두산 호랑이의 기개를 품은 나는 아주 분명하고도 자신감 넘치는 기개로 대답한다.

"난 할 수 있다. 아이 캔 두 (I can do)!"

현대의학이 해결방법을 제시하지 못해 넌더리가 날 정도로 고생 고생하는 환자들을 다이렉트로 치료한다. 나는 고질성 질환자들에게 빛과 희망이며 대모다.

"왜 진작 원장님을 알지 못했을까요? 빨리 알리세요. 아픈 환자를 위해서라도…."

아픈 몸을 이끌고 이 병원, 저 병원을 순례했던 환자들이 나를 찾아와 이구동성으로 하는 얘기다. 온갖 병원들을 순례하며 몸과 마음이 만신창이가 된 환자일수록 나를 만나면 감탄의 깊이도 깊다.

내 치료의 핵심은 뼈다. 인간은 뼈로 이루어진 생명체다. 머리뼈와 등쪽으로 정렬한 척추경추, 가슴뼈, 볼기뼈, 손뼈, 발뼈 등 총 206개의 뼈로 돼 있다. 이런 뼈 하나하나가 유기적으로 모이고 붙어서 골격과 체격, 체형을 이룬다.

자연사 박물관에 전시된 공룡 뼈를 만일 누군가가 잘못 건드려 모든 뼈가 일시에 바닥으로 쏟아졌다고 생각해 보자. 아니 "박물관은 살아 있다." 같은 영화의 한 장면을 돌이켜보면 뼈의 구조물을 보다 쉽게 상상할 수 있다. 사람 몸의 뼈도 그런 식으로 조립된다. 뼈 하나의 자극에 몸 전체가 영향을 받는다.

뼈에는 뼈를 지지하는 근육과 인대가 붙어 있다. 그리고 인체 각 기관으로 가는 혈관과 신경이 붙어 있다. 따라서 뼈의 연결이 어느 한 곳이라도 어긋나거나 균형이 흐트러지면 근육과 신경 등에 어떤 식으로든 영향을 미치게 된다. 집의 기둥이나 우산살이 하나만 망가져도 전체가 무너지거나 엉성해지는 이치와 같다.

유기적으로 연결된 뼈는 도미노 현상을 일으킨다. 하나가 잘못되면 다른 것까지 쫘르륵 모두 잘못된다. 그렇기 때문에 척추를 이루는 어느 한 뼈의 이상으로도 머리가 아프거나, 혹은 췌장에 영향을 미쳐 당뇨병이 나타날 수 있다.

하지만 서양의학에서는 두통이나 당뇨만을 바라본다. 원인은 따로 있는데 눈에 나타난 국소적인 증상만을 보는 서양의학은 두통이나 당뇨를 치료하기 위해 주사나 약물 등 여러 방법을 시도한다. 그러나 결국은 미봉책이다. 예기치 못한 부작용이나 합병증이 오지 않으면 다행이다.

하지만 나는 뼈를 관리함으로써 틀어진 장기의 여파로 뇌신경에까지 영향을 미친 부위를 정상 가동하도록 해 두통을 낫게 하거나 호르몬 분비를 정상적으로 만든다. 원리는 간단하다. 척추가 무너지면 유기적으로 연결되어 있는 신경에 나쁜 영향을 미치게 된다. 그러면 오장육부에 전달되어야 할 신경물질이 원활하게 전달되지 못해 정상적인 인슐린 분비를 못하게 된다.

골격학은 인체의 유기적 구조에 대한 이해를 바탕으로 병의 원인을 찾는다. 서양의학은 겉으로 드러난 증상을 완화시키려고 한다. 그리고는 그 부분을 향해 대포총을 쏘아대듯 공격적인 치료를 한다. 환자는 쉽게 지치고 힘들어진다.

골격학은 근본 원인을 찾는다. 잘못된 부분의 뿌리를 찾아서 그곳을 관리해주기에 완치를 바라본다. 환자 입장에서 고통스럽지 않다.

인체의 특정 부위에 난치성 질병이 생겨 환자가 고통스러워한다면 어느 뼈, 어느 부위에서 골격균형에 이상이 생겼는지 찾아서 근원적인 관리를 해주기에 여러 병원을 순례하고도 속 시원한 해결책을 구하지 못한 고질성 환자들을 시원스럽게 해준다. 이것이 골격학 관리의 핵심 노하우다.

나는 이 병원, 저 병원을 순례한 팔방미인 환자들을 환영한다. 미심쩍다면 한완석의 골격학을 서양의학의 시험대 위에 올려놓기 바란다. **서양의학 시스템에서 원인도 모르고 병명도 모르는 병으로 고생하는 환자들을 나의 골격원으로 보내 연구해 보자고 제안하길 기대한다.** 그러면 내 손으로 관리를 할 수 있다. 겨루기를 해보는 것도 좋겠다.

의료 사각지대에서 환자를 위해 기여

방송과 신문, 인터넷 등의 각종 매체에 소아 시력장애, 뇌성마비, 심장병, 근무력증 등 병원이 포기하는 희귀병들에 대한 슬픈 소식을 듣지 않을 수 없다. 이런 질환들은 신생아 때부터 골격관리를 하고 3개월, 6개월, 8개월의 간격으로 주기적인 관찰을 하며 관리에 들어가면 상당부분 해결할 수 있는 질환들이다.

나는 하루하루 환자를 돌보며 나중에 창대하리라는 걸 확신한다. 왜냐하면 지금 내가 하고 있는 일이 인류를 위해 옳은 일이고 꼭 필요한 일이라고 확신하기 때문이다. 학벌이나 면허는 인간의 생명 앞에서 보면 사소한 문제다. 통증으로 고통을 받으며 절망하는 생명을 생각해 보자.

열린 마인드가 필요하다. 매스컴에서 병명이나 대책이 없는 질병이 생겨나고 있다는 말을 한 이상은 어떤 방법이든 원인을 규명할 방법을 찾아내는 일이 제일 중요하다고 보며 제발 그렇게 되기를 간절하게 바란다.

영향력이 큰 방송과 신문, 그리고 각종 매체에서는 의료의 사각지대에서 환자를 위해 기여하는 나 같은 사람을 알고 있어야 한다.

'병이 낫지 않는다.' 는 부정적인 선고를 받았을 때 환자나 가족들이 받는 고통과 절망을 알아야 한다. 그들은 그 순간부터 깊은 나락으로 빠지고 방황을 한다. 새로운 치료 기회가 있음을 알기만 해도 큰 위안이 된다.

몽골이나 캄보디아, 혹은 인도나 이라크 같은 나라에서 심장병 어린이를 데려와 치료했다는 훈훈한 이야기를 생각해 보자. 그 나라에서 그

병은 죽음에 이르는 병이다. 하지만 국내에 와서 살아나지 않는가. 그런 것처럼 세상에 완벽한 절망은 없다.

> **내 기술을 세상에 알리는 시험대, 언제나 받아들일 용의가 있다**

나는 제안한다. "나같이 세상에 치료 솜씨가 있는 사람들에게 병명 없는 통증으로 고생하는 수많은 사람들을 치료하는 기회가 주어져야 하는 것 아닐까?"

미국이나 일본 같은 선진국의 유명한 병원과 최고 권위의 의사와 학자들이 참여한다면 더욱 좋은 일이다. 나 혼자도 자신 있지만, 팀으로 해도 좋다. 나 같은 골격학 전문가나 민간요법 치료사들을 소개하는 팸플릿을 만들고 비치하여 환자들이 선택하여 치료받도록 하는 일도 좋다고 본다.

현대의학으로 규명하지 못할 신묘한 치료술사가 나타날 확률은 그리 크지 않다. 현대과학과 정보력은 뛰어난 치료능력을 가진 사람을 묻어두지 않기 때문이다. 그렇다고 해도 새로운 치료법을 개발한 사람이 나올 수 있고, 그런 소식을 듣는 것만으로도 병세가 호전되는 환자가 있다. 또 기대감을 갖고 죽음에 이르는 기간 동안 심리적인 만족감을 갖고 살아갈 수도 있다.

그런 대회가 열린다면 나는 기꺼이 참여할 생각이다. 골격원의 환자 스케줄을 어떻게든 조정하고 거기 가서 국위를 선양하고 싶다. 원자력 기술, 조선기술, 황우석 박사의 체세포복제기술 등 우리나라가 내세우는 뛰어난 기술 외에도 또 하나가 있다는 것을 입증해 보일 자신이 있다.

골격원이 비약적으로 확대되고, 우리나라 전역으로 퍼뜨리고 세계에까지 알릴 수 있는 절호의 기회가 아니고 무엇이겠는가.

나는 어려서부터 사람이면 다 똑같이 행복할 권리가 있다고 생각했다. 거동이 불편한 사람이나 이런저런 질환으로 고생하는 사람들을 볼 때마다 모든 사람이 아프지 않고 잘 살면 얼마나 좋을까? 어떤 식으로든 도움을 주고 싶었다. 예방이 최고며 전조중에서 퇴치하는 것이 가장 바람직하다.

도움의 방법을 다시 생각해본다. 장애를 가진 다른 사람들에게 보행 편의, 시설물 이용의 편의를 제공하는 것도 중요하지만 근본적으로는 그 숫자를 줄여야 한다고 본다. 이것은 내게 주어진 운명이다. 인간 한완석의 달란트다. 사명이다.

나를 아는 몇몇 분들도 그런 생각을 갖고 있다. 그분들은 물론 희망과 구원을 생각하는 사람들이다. 골격학을 논문으로 정리하여 세계에 널리 알린다면 큰 성공을 거둘 것이라고 믿는다.

나는 특허도 냈다. 골격학과 관련하여 특허를 출원한 것만 여러 가지에 이른다. 이들을 이제는 경중을 가려서 선택적으로 유지관리를 하고 있다. 정통 의료인이 아니라는 한계 때문에 국내에서 편협된 지위에 머무는 것이 안타깝다.

국내에서 인정을 해주지 않으니 나는 세계로 눈을 돌린다. 세계와의 경쟁에서 승리하면 국내에서 귀를 열까 싶다. 서구 사대주의가 강하기에 그럴 법도 하다는 생각이 든다.

히딩크나 이승엽, 박지성, 김연아 같은 사람들도 축구나 야구 같이 자신만의 독특한 기술로 세상에서 인정받으며 살아가는 것 아닌가? 다른 기술자들은 자신이 개발한 신기술로 로열티를 받으며 일생을 부유하게 사는데 오직 이 분야만은 서구가 기준한 정통 의료가 아니라는 사실만으로 폄하되는 것이 억울하다.

이 책을 쓰게 된 계기도 여기에 있다. 나는 세계에 도전장을 낼 계획이다. 전 세계적으로 졸업장 위주의 학벌시대는 끝났다. 이제는 재능의 시대와 능력자의 시대다. 마이크로 소프트 전 회장인 빌 게이츠도 대학 졸업장을 마다하고 개발에만 매달려 컴퓨터 황제로 등극하지 않았는가? 빌 게이츠는 나중에 하버드대학으로부터 명예학사 학위를 받았다.

새 시대를 창조하는 세계 역사의 흐름은 똑똑하고 진실하며, 자기만의 타고난 재능을 발휘할 수 있는 시대로 흘러가고 있다. 학력이나 졸업장을 소중히 했던 시대는 과거 역사 속으로 묻혀가고 있다. 학력, 졸업장보다는 실력이 우선이다. 세계는 이미 독보적인 달란트를 가진 실무자들이 실천의 현장을 열어가고 있다. **실력이 바로 면허증인 것이다.**

6. 줄기세포가 서양의학의 한계를 극복할까?

장밋빛 환상의 줄기세포, 그러나 만능은 아니다

줄기세포가 이슈가 되는 세상이다. "승인이 임박했다."느니 하는 식으로 줄기세포 몇 마디만 들어가도 주식시장의 테마 바이오주들이 치솟으며 요동을 친다. 최근엔 성형외과에서 피부치료제로 줄기세포를 이용한 방법을 개발했다 해서 전 신문에 도배가 되기도 했다. 대체 줄기세포가 어떤 것일까? 약간의 배경지식을 가져보자.

사람의 몸은 206개의 뼈와 60조 이상의 세포로 구성이 되어 있다. 그런데 이들 세포는 한 번 만들어졌다고 영원히 사는 것이 아니라 끊임없이 교체되어 그 자리를 새로운 세포가 채우게 된다. 이처럼 세포는 생성과 소멸을 되풀이 하며 생명활동을 유지한다. 신체 방어작용을 수행하는 백혈구는 2~10일 정도, 산소 운반을 위하여 특화된 혈구인 적혈구는 100~120일 정도가 수명이다.

우리 몸에 이처럼 새로운 세포가 생겨날 수 있는 것은 세포를 만들어내는 '줄기세포'란 게 있기에 가능한 일이다. 그런데 우리 몸에 있는 모든 세포가 줄기세포인 것은 아니다. 세포 중에서도 내 세포와 같은 세포를 만들어낼 수 있는 재생능력을 가진 세포만이 줄기세포가 될 수 있다.

세상의 모든 것이 특별한 것은 특별하게 존재를 하는 것처럼, 줄기세포 역시 우리 몸의 특정 조직에만 있다. 줄기세포는 성체줄기세포와 배아줄기세포가 있는데, 다 자란 성인의 경우에 몸에 있는 줄기세포를 성체줄기세포라고 부르고, 수정란에서 얻을 수 있는 것을 배아줄기세포라고 한다.

줄기세포가 환자들에게 드림(Dream)이 되는 이유는 간단하다. 갑작스런 사고를 당해 신경이 손상돼 몸을 움직이지 못하게 된 사람이 있다면 줄기세포로 신경세포를 만들어 줌으로써 몸을 움직이게 할 수 있다는 희망이 있어서다. 알츠하이머 같은 병으로 뇌기능이 파괴된 경우에도 줄기세포를 이용해 파괴된 부위를 재생할 수 있는 세포를 만들어주면 병이 호전될 수 있다는 희망을 가지게 된다.

이처럼 줄기세포는 수년 내에 현대의학의 꽃이 될 것임에는 분명하다. 하지만 나는 줄기세포가 장밋빛의 드림만은 아니라고 본다. 사례를 들어 그 이유를 살펴보자.

**근원치료를 못하면
줄기세포로
이식해도 '허사'**

어지럼증을 늘 호소하던 50대 후반의 A씨가 쓰러졌다. 중풍이었다. A씨의 아들은 아버지의 건강회복을 위해 며칠 밤낮을 컴퓨터 앞에서 보내며 회복시킬 방도를 찾아보았다.

'중풍을 회복시킬 방법이 있을까?'

안된 이야기지만 중풍은 원상복구가 불가능한 병이다. 전조증에서 70% 이상 예방을 할 수 있음에도 전조증 예방과가 없다. 중풍은 쓰러진 당시 3시간 이내에 적절한 응급처치를 얼마나 빨리했느냐, 후속 관리를 어떻게 했느냐에 따라 상태가 달라진다. 3시간을 전후한 상황이라면 회복이 손쉬운 방어는 할 수 있고 예방이 되지만, 이미 중풍이 진행된 시간이 7~8시간을 넘어 10시간이 지나면 후유증은 발병 직전, 내 몸을 온전히 사용할 수 있었던 상태까지 회복되기는 쉽지 않다.

비유하자면 심한 경우는 물에 삶아진 채소와 같다. 쓰러졌다가 호전됐거나 약하게 온 경우에도 회복 상태는 약한 화기火氣를 쐰 식물처럼 세포들이 정상을 지킬 수 없게 된다.

서양의학은 분류를 특징으로 하기에 병을 세밀하게 쪼개 질병이 발견될수록 병도 늘려 놨다. 중풍을 봐도 그렇다. 서양의학에서는 뇌졸중을 중풍으로 보고 파킨슨씨병, 안면신경마비, 간질 등의 질환을 하나하나 구분하지만 옛날에는 이런 증상을 뭉뚱그려 중풍이라고 했다.

파킨슨씨병이나 간질 등은 원인과 전조증상은 다르나 인체에 미치는 쇼크는 같다. 나는 뇌졸중의 경우 뇌에서 터지겠다는 신호로 보고, 수족으로 온 경우를 중풍으로 구분한다.

다시 A씨의 사례로 돌아가 보자. 50대 후반의 A씨가 중풍으로 쓰러진 것은 무척 불행한 일이다. 과로나 스트레스, 혹은 어지럼증을 유발한 골격상의 어떤 불균형에서 왔건 간에 회복될 가망이 거의 없으니 가족과 사회가 모두 큰 손실이다. 이런 중증의 만성병은 국가 의료보험제도를 통해 장기간 보살펴야 하기 때문에 발병 자체가 개인적으로나 가족적으로도 불운이지만, 사회적으로도 큰 손해가 된다.

A씨의 아들은 인터넷을 검색하다가 줄기세포에 눈이 번쩍 뜨였다. 그리고는 아버지의 병이 줄기세포를 이용한 치료라면 회복이 가능하지 않을까 하는 희망을 갖게 되었다.

줄기세포는 앞서 설명한 것처럼 우리 신체 각 기관이 세분화하는 단계의 세포다. 어떤 세포는 눈이 되고, 어떤 세포는 뇌신경이 되고, 또 어떤 세포는 간이 되는 것과 같은 식으로 수정란이 배아가 돼 세포분열을 할 때 신체 기관이 발생한다. 줄기세포를 배양해서 이미 못쓰게 된 간을 원상회복시킬 수도 있고, 따로 간세포만을 배양해서 간을 만들어뒀다가 이식할 수도 있다.

너무도 획기적인 의료시스템이라 중풍이나 뇌성마비환자, 하반신마비 환자, 시력상실자 등 환자 본인과 그 가족에게 이보다 더 달콤한 과학은 없다.

이론적으로 볼 때 A씨의 경우 줄기세포를 통해 얼마든지 뇌출혈로 망가진 뇌신경을 회복시키든가 아니면 교체할 수도 있다. 이론대로 치료가 성공적으로 이뤄진다면 이보다 더 기쁜 일은 없다.

하지만 내 견해는 좀 다르다. 중풍에 이르게 된 근본원인을 치료하지 않고 뇌신경세포만 살린다고 해서 치료가 될지는 의문이기 때문이다. 당장은 나아질지 모르나 병은 다른 곳으로 또 진행되게 되어 있다. 원인을 관리하지 못했기 때문에 다시 진행이 되는 것이다.

> **생명공학
> 박사님도 수긍**

줄기세포 치료가 성공을 거둔다고 해도 인간을 기계로 보는 서구적 사고는 변함이 없어 씁쓸하다. 식물의 경우 박 줄기에 수박 가지를 접붙여서 병충해에 강하고 큰 수박을 얻는 것처럼 사람의 신체기관도 언젠가 그런 식으로 붙여지는 것은 아닐까 싶기도 하다.

그렇게 된다면 아랫도리는 흑인의 것을 쓰고 가운데 부분은 백인의 것을, 그리고 머리 부분은 동양인으로 조립한 사람도 생겨나지 않으리란 보장이 있을까? 줄기세포를 이식한 쥐가 등에 발생한 돼지 귀를 달고 돌아다니는 영상물을 생각해 보자. 끔찍한 일 아닐까?

서양의학의 최첨단 치료법은 최선을 다하였지만, 여전히 원인도 대책도 없는 증상은 늘어가고 있다. 아무리 첨단으로 포장되어 달려도 근본적으로는 근원치료가 아닌, 외과적인 대증요법에 불과하다.

'피주사'라고 알려져 있는 자가혈세포재생술도 한계가 있다. 자세하게는 모르지만 대강의 방법을 보면 내 피를 뽑아서 면역세포를 분리 배양시키거나, 혈소판을 농축시킨 후 다시 내게 주입한다는 방식이다. 이렇게 함으로써 젊어지고 건강해진다고 하지만, 나는 불로장생은 없다고 본다. 기본 세포는 이미 죽어 있는데 기본세포가 왜 죽었는지를 모르고 다시 새로운 것을 넣는다고 해서 달라질까? 시간이 지나면 넣고, 또 넣고 하는 과정을 반복해야 하는 게 아닌가 여겨진다.

이야기가 잠깐 곁가지로 새는 듯하나 내게서 허리 치료를 받았던 생명공학 박사의 이야기를 해보자. 언론에서 모두 황우석 박사의 줄기세포에 열광을 하고 있을 때 일이다. 그때 생명공학 박사는 나를 만나 골격학을 알고는 줄기세포가 장밋빛만은 아니라는 것을 깨우쳤다고 했다. 즉 골격학에 대한 내 이론을 듣고 생명공학 박사는 고개를 끄덕였고, 후일 이런 말을 했다.

"줄기세포라는 것이 문제가 있는 곳에 새로운 세포를 이식하는 것인데, 원장님이 주장하시는 바대로 원인이 해소되지 않은 채 그 자리에 이식해도 해소가 되지 않는다는 걸 체크하게 됐습니다. 생명공학 박사지만 나도 모르는 것을 원장님으로 인해서 알게 됐습니다."

"어떤 면에서 체크가 되던가요?" 다시 물었다.

"원장님을 몰랐으면 나도 생명공학 박사니 그게 맞는 것으로 알았을 터인데, 원장님 이론을 알고 보니 '이건 아니다.'는 수긍이 갔습니다. 이 여부는 줄기세포가 나와서 시행해 보면 옳고 그른 답은 바로 나올 것입니다."

그러면서 그 분은 "빠르면 5년, 길면 10년만 더 고생하면 원장님이 빛 보실 날이 있을 겁니다." 하며 격려를 해주었다.

·

골격 찾아 원인 치료하면 중풍도 호전

오늘날 중풍은 중년이나 노년층의 병만은 아닙니다. 현대에는 어린이부터 청·장년, 60대의 노년에 이르기까지 전 세대에서 나타나고 있다. 중풍은 도둑처럼 소리 없이 다가와 개인의 삶을 황폐화시킨다. A씨와 그 아들처럼 하염없이 줄기세포를 기대하는 치료보다는 예방이 최선책이다.

그렇다면 어떻게 해야 할까? **나는 일찍부터 골격관리를 시작하고 잘 관리한다면 중풍은 오지 않는다고 본다.**

다른 많은 병들과 마찬가지로 중풍도 맨 처음은 골격의 이상에서 비롯된다. 성장과정에서 안전사고가 일어났거나 부적절한 생활로 골격이 가동점을 이탈하고 문제가 생기면 뼈 안의 장기는 제 기능을 못하게 된다. 이것이 오래도록 굳어지면 순환에 장해가 생기고 게다가 올바르지 못한 식생활 등이 가세되면 시간문제일 뿐 언젠가는 중풍과 같은 성인성 질환이 반드시 찾아오게 된다.

중풍이 겉으로 드러나지 않고 소리 소문 없이 찾아오지만 나는 환자의 골격을 보면 그 시기와 증상을 찾아낼 수 있다. 그래서 어떨 때는 본인이 건강하다고 느끼는 사람을 보고도 "관리를 하세요." 하는 말을 하곤 한다. 그 말을 들으면 당사자는 뜬금없어 할 수도 있다. 내 남편도 그랬다.

"건강하게 운동하고, 밥 잘 먹고 지내는데 중풍이라뇨?" 되묻기도 한다.

하지만 세월이 흘러 내 걱정을 외면하고 불편한 신세가 되는 경우를 나는 많이 보았다. 내 남편의 경우도 내 말을 무시하고 자기 고집을 피우다 쓰러지고 말았다. 지금은 후회하지만 돌이키기 어렵다. 물론 내 충고를 믿고 관리를 받은 경우는 이상이나 불편 없이 잘 살게 된다.

서양의학은 사후약방문이다. 형식적으로는 예방법이 있긴 하지만, 그것으론 치명적인 성인성 질환을 막아내기엔 부족하다.

골격학은 근본적인 원인에 접근한다. 원인이 발생한 곳을 찾아 관리를 함으로써 병을 호전시킨다. 중풍 치료도 마찬가지다. 골격원에서 체계적인 관리를 하여 원인이 되는 골격이상을 바로잡음으로써 병세를 호전시킨다. 심한 통증으로 거동하지 못하던 환자가 관리를 받고 제 발로 걸어 나가면서 내게 고맙다고 머리 숙여 인사하는 일이 일상적으로 일어난다.

아주 쉽게는 흔히 발목을 삐었을 때 X선을 찍으면 뼈는 금이 안 갔고 인대가 늘어났다고 했을 때 깁스를 하고도 20일 이상 혹은 그 이상의 목발을 짚어야 한다.

그런데 깁스를 풀고도 후유증은 다치기 전의 상태로 금방 갈 수 없기에 발목이 편치 않다. 그런 경우 다친 날 즉시 골격원을 오면 목발도 깁스도 풀고 바로 걸어다닐 수 있다.

> 골격학은 근본적인 원인에 접근한다.
> 원인이 발생한 곳을 찾아 관리를 함으로써
> 병을 호전시킨다.
> 그런 탓에 골격학은 종종 기적 같은
> 효과를 나타내기도 한다.

chapter 02

병원이 포기한 질환
도전장 내다!

골격과 뼈를 다루는 학문은 어떤 의학책에도 없고,
전세계에서 의학이 가장 발달했다고 하는
미국에도 없다. 오로지 하나! 우리나라에 있다.
바로 나, 한완석의 학문이다.

1 서양의학이 **포기한 질환** 왜 늘어날까?

**약, 약…
이것저것 먹어야 할
약만 늘린다**

뒷목이 뻣뻣하고 머리가 어지러워 병원을 찾았던 '나환자' 씨. 최고 혈압이 150mmHg 가까이 된다는 말에 고혈압 약을 복용하기 시작했다. 하지만 약을 복용했어도 증상이 개선되지 않아 몇 가지 검사를 했다. 검사결과는 콜레스테롤 수치가 높았고 당뇨 초입이었다. '나환자' 씨는 추가로 고지혈증 약과 당뇨 약, 비만 개선 약을 처방받게 되었고 매달 1회씩 병원을 방문해 혈압과 혈액검사를 하게 됐다.

1년 후 '나환자' 씨는 병이 나았을까? 처방전을 보면 이 약, 저 약이 더해져 있었다. 매일 먹어야 할 약이 한 보따리였다.

검사, 검사, 검사…. 지난 1년을 돌이켜보면 검사 한 번 할 때마다 약이 한두 가지씩 추가되었지 덜어지진 않았다. 콜레스테롤이 경계선 수치로 떨어졌어도 불안하니까 고지혈증 약을 처방전에 올렸고, 혈압도 약을 끊으면 다시 올라갈 것을 염려해 계속 복용했다. 한 번 약을 먹기 시작하자 관성의 법칙이 작용했고 가속도가 붙었다.

밥을 먹으면 늘 속이 더부룩하고 가스가 차며 불편한 '나신경' 씨는 소화제를 상비약으로 들고 다닌다. 조금 거북하다 싶으면 소화제를 꺼내 먹는다. 처음엔 종합 소화제를 먹었는데 언제부턴가 소화제도 증상별로 먹게 됐다. 속이 쓰릴 때, 상복부가 아플 때, 가스가 찰 때 등 증상에 따라 소화제를 먹는다. '나신경' 씨는 소화제를 먹고 나면 속이 편해지는 듯하여 그때부터 마음이 안정된다.

편두통에 시달리는 '나염려' 씨도 상황이 비슷하다. 6~7년 전부터 시도 때도 없이 찾아오는 불청객 두통으로 머리 한끝이 쏙쏙 쑤시면 진통제를 한 알, 두 알 삼켰다. 이제는 내성이 생겨 웬만큼 먹어서는 진통 효과가 잘 듣지 않는다.

이런 환자들을 보면 안타깝기 그지없다. 각종 검사가 질병을 고쳐주지도 않거니와 약이 병을 일으키는 경우도 수두룩하기 때문이다.

병원에서 혈압 약을 받아 복용하기 시작하면 평생을 복용해야 하는데 혈압 약을 먹는다고 해서 혈압이 완치되지 않는다. 혈압 약이 있는 데도 고혈압 환자는 날로 증가하고 있다는 사실이 이를 반증한다 할 것이다.

혈압강하제는 뇌혈관장애나 심혈관계질환 같은 합병증을 우려하여 혈압을 임시적으로 강하시켜 놓는 것에 불과하다. 혈압 약을 먹을 때는 약물에 의해 혈압이 떨어졌다가 중지하면 혈압이 다시 오르게 된다. 오르는 정도가 아니라 치솟게 된다. 스프링을 눌렀다 떼면 튕겨 오르듯, 약으로 억눌러 놓았던 혈압도 튕겨 오르기 때문이다.

이런 메커니즘 때문에 고혈압 환자들은 약을 먹어 좋아졌다고 해서 약을 중지할 수 없다. 따라서 현행 의료시스템에서는 혈압이 생기면, 혹은 고혈압 진단을 받으면 평생 약을 먹게 되는 만성질환자가 된다.

소화가 안 되어, 또는 통증 때문에 의지하게 되는 소화제나 진통제의 경우도 습관적으로 약에 의지하다보면 몸의 기능이 점점 퇴화되는 악순환을 겪는다. 굳이 소화액을 분비하지 않아도, 통증에 견디는 시스템을 가동시키지 않아도, 외부에서 복용한 약이 알아서 처리를 해주니 점점 오장육부의 장기 기능이 퇴화하게 된다.

이런 상태가 장기간 계속되면 그 사람의 오장육부 기능은 약으로 말미암아 점점 약화되어 궁극에는 어떤 약에도 듣지 않는 고질성의 몸이 만들어지게 된다.

평생 약을 먹는데 치료가 되지 않는다거나, 약을 먹으면 먹을수록 낫지 않는 사람들은 주변에서 부지기수로 발견할 수 있는 게 이런 이유 때문이다.

이럴 때 고질성 질환자들은 혈압이나 위장 등을 돕는 특별한 방법들을 수소문하게 된다. 가장 먼저 접하게 되는 것이 건강 서적이다. 서점에 가면 저마다 효과 있는 방법들이 나열되어 있는 책들이 많다. 현재까지 나와 있는 책들도 무수히 많은데 주기적으로 또 새로운 책들이 쏟아져 나온다. 많은 사람들이 나름대로 여러 가지 방법을 이야기하지만 결국 그 방법들로 해결이 안 되기에 또 다른 방법들이 나오는 것이다.

2. 원인 불명의 질병 권하는 서양 의료시스템

> **서양의학이 포기한 의료의 사각지대**

"달리 도리가 없습니다. 그냥 안고 살아가는 수밖에요."

고혈압이나 위장질환 등은 그래도 양호하다. 서양의학은 원인이 무엇인지 모르고, 치료를 할 마땅한 방법도 없는 질환들이 무수히 많다. 질병 중심으로 계속 분류되다 보니 병명은 늘고 늘어나 6천여 가지가 넘는다.

이들 질환 중에는 원인이 분명하고 고칠 수 있는 질환도 많지만, 반대로 어디서 비롯된 것인지 원인을 모르고, 치료법도 뚜렷하지 않은 질환들도 상당수다. 이런 질환들은 희귀성이니 고질성 질환으로 분류되어 원인은 손도 못 대고 증세에 대해서만 실시하는 대증요법이 미봉책으로 사용될 뿐이다.

이런 선고를 받는 환자들은 갈 곳이 없다. 발전한 서양의학의 치료기술로도 불가능한 사각지대가 있다는 것은 의료인이든 비 의료인이든 약간의 관심만 있으면 누구나 깨닫고 인정하게 된다.

나는 서양의학이 치료를 포기한 그 사각지대에 위치해 있다.

"평생 이렇게 살아야 하나요?"

이 질문의 이면에는 "평생 이렇게 살 수는 없어요." 하는 애달음의 절규가 담겨 있다.

나는 지금까지 의료기관에서 이렇게 되묻고 절망에 휩싸인 채 어두운 얼굴로 나를 찾아오는 수많은 사람들을 대해 왔다. 병원이 치료를 포기한 질환을 가진 사람들, 그들은 왜 내게 찾아와 병을 하소연하고 몸을 맡기는 것일까?

그건 말할 것도 없이 아주 가까운 사람들로부터 치료를 받고 "나았다", "좋아졌다"라고 하는 이야기를 들었기 때문일 것이다. 소문을 듣고, 내 책을 보고 찾아오는 환자들도 있지만 극단적인 절망감에 사로잡혀 나를 찾아온 사람들의 대다수는 가까운 지인의 관리 경험담을 이야기로 듣고 찾아온다.

"병원은 내가 왜 아픈지 이유와 원인을 속 시원히 가르쳐주지 않아요."

그들이 나를 찾아와 호소하는 말이다. X-레이 촬영으로부터 CT, 초음파, MRI 등을 두루 찍어봤지만 결국에 돌아오는 것은 원인불명에 치료 방법이 없다는 말, 그 말에 환자들은 다시 한 번 절망에 빠져든다.

어디가 어떻게 잘못돼 이런 지경에까지 이르렀는지 근원을 알지 못하는 병. 그래서 그들은 마지막 수단으로 민간요법과 전통치료법을 찾는다. 대형병원에서 실력이 뛰어난 의료진이 첨단 의료기술을 적용하고도 포기한 병을 이들 방법으로 단번에 고칠 수 있으리라고 믿기는 어렵다.

하지만 그들은 마지막 끈이라도 잡고 싶어 한다. 평상시에는 돌팔이, 사이비 치료라고 치부했던 관리법에도 귀가 솔깃해진다.

바로 그럴 때 지인들로부터 나의 관리담談을 들은 사람들은 칠흑 같은 어둠 속에서 구원의 등불을 만난 사람이 되어 바로 달려온다. 검증 안 된 치료 방법에도 마음이 흔들리는 순간에 희망의 확신을 가질 수 있는 사람을 만났으니 얼마나 반가운 일인가.

"여기를 어찌 알고 왔나요?"
"올케 언니의 친정어머니가 여기서 좋아졌다는 얘기를 들었어요."
"꼼짝 달싹 못하는 시누 남편이 좋아졌다는 얘기를 들었습니다."
"이십 년 지기 친구의 소개를 받았어요. 친구 시아버지가 여기서 나았다고 들었어요."
"언니 얘기를 들었어요. 몸을 움직이지 못해 고생했던 아이가 나았다고 했어요."

압구정동으로 나를 찾아오는 사람들은 입소문으로 알음알음 찾아온 사람들도 있지만, 대개는 이렇듯 가족이나 절친한 지인들이 내게서 관리를 받고 좋아진 사례를 직접 전해 듣고 소개, 소개로 찾아온다. 이들은 처음부터 나를 신뢰하고 이심전심이 되어 '팔방미인'의 과정을 거치며 지칠 대로 지친 고단한 몸을 편안하게 맡기고 몸을 정상적으로 회복시키며 추스르게 된다.

> **지푸라기라도
> 잡고 싶은
> 다급한 마음**

나를 찾는 환자들은 남자나 여자, 어린아이나 노인들을 가리지 않는다. 치료를 확신 못하는 죽음의 그림자가 드리운 무거운 질환에서부터 평생 불편한 채로 살아가야 하는 비교적 가벼운 질환까지 다종다양하다. 그리고 거의 모든 환자들이 모두 다급하다. 서양의학이 포기했지만 환자들은 포기할 수가 없다. 그런 환자들이 더 가 볼 곳, 바로 그 지점에 서 있는 것이 나의 존재다.

"어서 오세요."

나는 그 지점에서 마지막으로 지푸라기라도 잡는 심정으로 찾아오는 환자들을 위로하고 "회복될 수 있다."는 믿음을 주며 한없이 깊은 밑바닥으로 추락한 희망을 주워 올린다. 환자를 보고 과거에 어떤 일이 있었는지 병의 원인을 짚어내면 환자들 중 열에 아홉은 깜짝 놀란다.

"네, 맞아요. 그런 일이 있었어요. 와, 원장님 놀라워요. 어떻게 그걸 알았어요?"

환자 자신들도 까맣게 잊고 있는 일을 끄집어내며 병의 원인을 이야기하면 환자들은 감탄사를 연발한다. 그래서 나는 그들에게 때로 신비한 존재로 보이기도 한다.

내 관리를 받고 눈으로 믿지 못할 경험을 하고 신통하게 나았다고 주변 사람들에게 전하는 환자들 덕분에 나는 아침부터 밤까지 정신이 없다.

하지만 나는 엄밀히 말하면 국가에서 인정해주는 의료인 자격증을 가지고 있지 않다. 그럼에도 불구하고 나는 아픈 사람들을 돌본다. 그 이유는 단 한 가지다.

　서양의학이 포기한 환자들, 그래서 갈 곳이 없는 환자들을 내가 받아줌으로써 그들이 아직 살아 있음을 감사하게 여기고, 살 수 있다는 희망을 갖게 되고, 마음의 평화를 찾는 실마리가 되고 싶기 때문이다.

　서양의학의 선진국이라 할 수 있는 미국이나 일본, 유럽 등의 나라에서도 첨단의료과학으로 해결 못하는 질환이 무수히 많다. 인체는 현대과학으로 아직 다 풀어내지 못한 신비한 존재다. 선진국일수록 오히려 병원이 포기하는 질환이 늘어간다.

　고통을 겪고 있는 모든 증상들은 오늘날 세계적인 숙제다. 선진국에서도 병명이 없기에 만성질환자들은 치료되지 않는다. 병은 환자의 몫이 되며 환자가 고통스럽게 떠안아야 되는 숙제다. 병명이 있었다면 고칠 수도 있었을 것이고, 원인을 찾았다면 해결이 되었어야 한다. 약이 있었다면 치료가 되었어야 한다.

　서양의학이 고개를 저었지만, 목숨이 붙어있어 절대 생명을 포기 못하는 환자들이 가는 곳은 어디일까? 벼랑 끝에 몰린 환자를 받는 곳은 대체의학이나 이른바 제3의학 분야라고 할 수 있다.

　그런데 대체의학이란 게 무엇일까? 무엇을 대체한다는 건지 다음 장에서 그 관점을 살펴보자.

3 대체의학은 없다!

서양의학 중심의 선 긋기에 불과하다

오늘날 의학하면 서양의학을 일컫는다. '서양의학=현대의학'으로 굳어져 보통명사처럼 쓰이고 있다.

반면 동양의학을 보면 서양의학의 종속적인 개념으로, 주류主流가 되는 서양의학을 보완하는 정도의 '대체代替'적인 관점에 머무르고 있다.

마치 경제원론에서 '꿩 대신 닭' 개념으로 도입되는 '대체제'와 시각이 엇비슷하다. 재화의 대체제 관점에서는 소고기가 비싸면 대신 돼지고기를 사거나, 배추가 비싸면 무를, 혹은 영화 관람료 부담이 여의치 않으면 CD를 사게 된다.

나는 '대체代替의학'이란 용어부터가 매우 불만이다. 서양의학을 보완해주는 종속개념이 밑바탕에 진하게 깔려 있기 때문이다. 사전에 표시된 대체의학의 정의만 살펴봐도 동양의학을 바라보는 낮은 시각과 지위가 명료하게 드러난다.

"병원의 표준화된 치료 이외에 환자들이 이용하는 요법을 말한다. 증명되지 않은, 비정통적·보조적인 요법으로 과학자나 임상의사의 평가에 근거하여 증명되지 않았거나 현재 권장되지 않는 예방·진단·치료에 사용되는 검사나 치료의 방침을 통틀어 지칭한다."

-출처:네이버 백과사전-

동양의학은 우수한 치료 경험과 전통을 가졌음에도 불구하고 과학적으로 증명이 되지 않았다는 이유 하나로 서양의학에 밀리며 매도되고 있는 게 현실이다.

그런데 15세기 이전까지는 서양의학도 거의 동양의학과 같은 길을 걷고 있었다. 동양에서 그랬던 것처럼 서양에서도 치료 경험에 따라서 환자들을 치료했다.

'서양의학의 아버지'라고 불리는 히포크라테스는 사람을 혈액, 점액, 담즙, 흑담즙의 네 가지로 나누었다. 이 네 가지 중의 지배적인 체액에 따라 인간유형의 기질이 결정되며 건강상태와 질병도 밀접한 관계에 놓이게 된다고 했다.

동양의학이 음양오행을 기반으로 인간의 체질을 태양, 태음, 소양, 소음의 네 가지 체질로 분류하고 각 체질적 특성에 따라 오장육부 장기의 특질과 질병을 설명한 것과 유사하다.

그런데 르네상스 이후 서양의 자연과학이 비약적인 발전을 하게 되면서 서양의학도 비약적으로 발전했다. '1+1=2'가 되고, 물은 100도로 열을 가하면 끓게 되고, 0도 이하에서는 틀림없이 얼게 되는 것과 같은 명백한 보편적인 진리, 혹은 법칙을 과학이라고 말한다.

인간을 비롯해서 세상사 만물을 과학적인 사유로 규명하고자 했던 자연과학의 발달은 의학에 있어서도 수치상으로 표현되는 명백한 진리나 법칙을 밝혀내고자 했고, 그 과정에서 갈고 다듬어지고 체계화되며 서양의학은 오늘날과 같은 의학을 일궈냈다.

특히 서양의학은 외과 치료에서는 동양의학을 크게 앞질렀고, 국지적인 치료에 있어서는 완벽한 수준에 도달했다는 평을 받고 있다.

하지만 서양의학이 보다 세분화되며 전체보다는 부분적인 것의 규명과 치료에만 매달리다 보니 사람 자체보다는 질병에만 더 관심을 갖게 됐고, 받아야 할 검사와 복용해야 할 약물을 늘리며, 완치 없이 평생 관리를 해야 하는 만성질환자들을 늘리기에 이르렀다.

동양에서는 서구의학이 대체의학이다

반면 동양의학은 경험의학적인 측면에서 치료가 계속되며 여전히 몸 전체에 대한 조화로운 상태로의 복원을 최고의 가치로 삼는다.

동양의학에서는 '증證'이 진단의 기준이 된다. 서양의학처럼 복잡한 병명을 붙여 병이 무엇이고 무슨 세균이 어떤 부위에서 어떻게 작용하고 있는지 등을 세밀하게 표현하지는 못해도 치료와 처방을 한다.

과학적인 분석 방법이나 메스 혹은 장비를 들이대고 계통적인 해부를 하진 않지만, 환자의 자각증상이나 오감五感으로 감지할 수 있는 증후에 대해서 놀라울 정도로 상세하게 파악하고 통합하여 공통된 문제의 해답을 찾아낼 수 있다. 즉 병이 든 인체의 비정상적인 상태가 어디에서 비롯됐는지 이를 조사하고 근원을 찾아 치료하는 데 탁월한 효능을 지닌다.

이는 서양의학이 추구하는 모든 같은 병명에는 같은 치료를 하는 원칙과 크게 구별이 된다. 서양의학에서는 같은 고혈압이라면 원인을 불문하고 모든 환자에게 혈압강하제를 처방한다. 하지만 동양의학에서는 같은 고혈압 환자라도 고혈압이 생긴 원인을 찾아 병증을 해소시켜 줌으로써 고혈압을 정상화시키게 된다. 이렇게 되면 평생 약을 먹지 않아도 자연스럽게 높은 혈압을 해결할 수 있다.

인체는 겉으로는 단순하지만 그 복잡함은 상상을 초월한다. 같은 병이라고 같은 약을 줘서는 미봉책의 치료밖에 되지 않는다. 서양의학이 놀라운 발전을 거듭했지만 빛이 있으면 반드시 어둠이 있는 법. 발전 이면에 치료할 수 없는 환자를 늘리는 것이 바로 이런 이유에서다.

병은 비록 같은 병이지만 치료법은 제각기 달라야 하는 것이 올바른 치료 원칙이다. 환자는 결코 교과서대로 아프지는 않다. 이것이 바로 동양의학이 추구하는 정신이고 내가 서 있는 토대도 바로 이런 원칙에 입각해 환자를 돌보게 된다. 그런데 이것이 어찌 서양의학의 하위 개념인 '대체'에 속해야 하는 건지 도대체 이해할 수 없다. 동양의학의 관점에서 보면 서양의학이 대체의학 내지는 제3의학이 되는 것 아닐까?

서양의학의 '대체제' 아닌 '보완제'로 보상되어야

굴러온 돌이 박힌 돌을 빼내고 안방을 차지한 후, 동양의학을 보고 '대체의학'이라고 부르는 꼬락서니를 보면 슬그머니 부아가 치밀어 오른다.

물론 이렇게 된 데는 동양의학을 하는 사람들이 반성할 점도 없지 않다. 법조계에 유명한 말이 있다. "법 앞에 잠자는 권리는 보장되지 않는다."

미국에서는 중의학을 크게 인정해준다. 침 등을 연구하고 침구·안마 자격까지 부여한다. 그런데 우리나라는 이런 흐름과는 많은 차이가 있다. 그 결과 동양의학은 점점 위축되고 기를 못 펴고 있다.

동양의학은 우리 것임에도 불구하고 우리가 우리 것을 소중하게 여기지 않고 권리를 찾으려고도 하지 않는데 누가 보장을 해주겠는가? 우리가 게을렀던 탓이다.

한 번 흘러간 물은 돌이킬 수 없고 대세는 막을 수 없다. 서양에 밀려버린 오늘의 현실을 되돌리기엔 역부족이다. 그래서 하는 수 없이 나도 외국에 나갔을 땐 '대체의학' 종사자란 말을 사용하지만 억울하기 그지없는 일이다.

그런데 더 부아통이 터지는 것은 대체의학 분야마저도 서양에서 더욱 활발하게 연구되고 인정이 되고 있다는 사실이다. 우리나라에서는 아직 그 개념조차 일반화되지 못했고 이제사 몇몇 병원에서 시도하고 있는 수준이지만, 미국 같은 선진국에서는 대체의학이 상당히 체계적으로 정립돼 있다.

내 골격학 관리법이 미국 교민 사회에 알려져 몇 차례 강의를 하러 간 적이 있었다. 거기서 듣고 느낀 분위기는 미국은 대체의학이 자국인의 건강에 도움이 된다면 적극 받아들이고 인정하고 있었다.

우리나라에서도 전 세계인을 상대로 대대적인 홍보를 펼침과 동시에 신체의 자연치유력에 의존하는 치료법으로 명성을 쌓아갈 수 있도록 적극적인 뒷받침이 병행되어야 할 것이다.

율법주의의 바리새파 교인들처럼 '병원만이 진리다.'를 내세우며 믿도록 하는 폭 좁은 우리 사회보다 그쪽이 훨씬 사회적으로 열려 있다.

하루 빨리 시각이 바뀌어야 한다. 서양의학이 무조건 '최고'이며 '옳다'는 시각으로는 늘어가는 원인 불명의 병들을 해결할 수 없다. 서양의학의 한계는 의사들 자신이 더 잘 알고 있기도 하다.

쪼개기 좋아하는 서양의학에 의해 이름 붙여진, 생소한 병명의 수많은 원인 없는 병들은 실은 한 갈래다. 인체의 정상적인 방어작용이 잘 이루어지도록 바로잡아 주면 고질병의 상당수는 회복될 수 있다.

30년 이상 심한 통증으로 고생하는 환자들을 치료해온 임상례를 통해 분명하게 내가 말할 수 있는 것은 뼈에서 이상이 생긴 것을 찾는 것이 최소의 치료로 서양의학에서 손 놓은 고질성 질병들을 치료할 수 있다는 점이다.

최대한 환자 편에 서서, 환자에게 불편을 주지 않는 최소의 치료로, 최대의 치료를 거둘 수 있는데 이 좋은 방법이 왜 유독 우리 사회에서는 받아들여지기 어려운 것인지 현명한 독자들은 생각을 해봐야 할 시점이다. 주류 의술을 지배해온 의사들의 편협한 시각 때문이라는 걸 인식해야 할 때다. 그리고 그 피해는 누구에게 돌아갈 것인지도.

최근 미국에서 걸려온 전화를 받고 깜짝 놀랐다. 한의사라고 신분을 밝히며 한 분이 전화를 걸어 왔는데 "교육을 받게 해 달라."는 것이었다. "미국에 한의사가 얼마나 있어서 이 과목을 배우겠느냐?"고 물었더니 "미국인 한의사들이 많아요." 하는 것이었다.

나는 미국의 한의사도 우리나라 사람들인 줄 알았는데 어떻게 미국인 한의사들이 많을 수 있을까 싶어 자초지종을 물었다. 그랬더니 미국의 한의사들은 중국에 가서 중의학 공부를 하고 중의사 자격증을 따 온다고 했다.

"동양의학을 미국에 빼앗긴 격이 됐네요." 하고 말했더니 상대방은 "그럼요." 하며 "한국은 서양의학에 대한 한의사나 약사의 편견이 좋지 않아, 중국에 가서 동양의학을 전공하여 중의사 면허증을 가진 사람들이 그렇게 많다."고 했다.

그러면서 덧붙이는 말이 "일전에 미국에 오셔서 강의하신다는 말씀을 듣고 시간을 내려 했는데 뵙지 못했습니다. 제가 사는 곳이 원장님이 강의하시는 곳에서 너무 멀어서요. 미국에 오시면 뵙고 싶습니다." 하면서 전화를 마무리했다.

전화를 끊으며 나는 '그래도 나를 인정해주고 알아주는 곳이 있구나.' 싶어 한층 힘이 나고 감사한 마음이 들었다.

4 학위를 뛰어 넘는 **실력이라면** 확인 마땅하다

'대체의학' 바라보는 시각, 미국보다 더 편협

전구에 불이 켜지지 않을 때를 생각해 보자. 전구를 갈아주어야 할 경우도 있고, 전구소켓 또는 전선이 끊겼거나 전기 코드가 빠져 있는 경우가 있다. 전구에 문제가 없는데 갈아주는 것은 헛수고다. 전구 소켓에 문제가 있다면 연결 접점이나 장치 이상, 스위치의 문제를 점검해 봐야 한다. 또 전선이 빠져 있는 줄 모르고 고장신고를 하고 보면 전원연결이 안 돼 있는 경우도 많다.

원인 불명의 질병 경우도 마찬가지다. 신체 어느 한 지점에 병이 생겨 그곳만 열심히 치료하는 것은 전구에만 초점을 둔 것과 같다. 전구에도 초점을 두어야 하지만 범위를 넓혀 전구소켓 또는 전선, 코드까지도 살펴봐야 한다.

원인 불명의 질병의 경우 의외의 골격문제로 병이 야기되었다면 그 원인을 치료해야만 낫는다. 전구만이 아닌 전구소켓, 전선, 코드까지 근원적인 원인을 찾아 바로잡거나 고쳐야 좋은 결과를 기대할 수 있다.

이것이 골격학 치료의 원리다. 신체기관은 유기적으로 연결돼 있다. 한 곳이 잘못되면 도미노 현상이 일어난다. 잘못된 도미노현상이 오랜 세월에 걸쳐 누적되면 제일 약한 신체 부위부터 탈이 나기 시작한다. 그래서 병이 났을 때 지엽도 지엽이지만 근원을 살펴야 한다. 생각지 않은 곳의 문제로 인해 병이 생겼을 경우, 그 원인이 생각지도 않은 곳에 있기 때문에 서양의학에서 두 손을 놓게 되는 원인이나 대책이 없는 병이 되는 예가 허다하다.

그런데 골격과 뼈를 다루는 학문은 어떤 의학책에도 없고 전 세계에서 의학이 가장 발달했다고 하는 미국에도 없다. 오로지 하나! 우리나라에 있다. 바로 나, 한완석의 학문이다. 서양의학에서는 인체 해부학과 정형외과학 정도가 전부다. 그래서 미국의 모 한의대에서는 나를 초빙하여 강의 듣기를 원했다.

미국은 환자를 치료할 수 있다면 그 자체로 의미가 있다고 본다. 아픈 환자를 앞에 놓고 면허가 있느냐, 없느냐를 엄격하게 따지는 우리나라보다 좀 더 전향적이다. 우리나라에서는 비 제도권이라는 이유로 치료를 인정하지 않으려 하지만, 과학이 발달한 선진국은 훨씬 개방적이고 적극적이며 포용적이다.

그들은 '환자를 낫게 하겠다.'는 인도주의적인 배려에서 주저하지 않고 대체의학이라는 개념을 도입한다. 서양의학이 포기한 질환이나 병원에서의 치료 범위를 넘어서는 경우에도 연구가 활발하다. 내가 미국에서 강의할 수 있었던 것도 그런 맥락에서 가능했다.

> **골격학은
> 서양의학이 누락한
> 매우 중요한
> 인체의학**

골격학이 대체의학의 범주에 속한다고 한다면 그것은 상당한 유감이다. 내 골격학이 대체의학이라는 두루뭉수리한 이름의 범주 속에 섞여 아무렇게나 취급받는 현실이 나는 심히 껄끄럽다. 난 내 골격학을 서양의학이 빠뜨린 중요한 인체의학의 한 부분으로 본다. 따라서 그렇게 허투루 취급되고 폄하되어야 할 이유가 전혀 없다고 본다.

미국에 가서 골격학을 강의할 때였다. 강의 타이틀을 무엇으로 할 것인가? '한완석의 민간요법, 전통요법, 인술….' 여러 이름을 놓고 고민했다. 그들은 어쨌든 내 의사를 존중했다. 치료법을 창시한 사람에 대한 예우이기도 하고, 환자를 치료한데 대한 경의 차원이기도 했다.

그때 나는 '한완석 골격 밸런스'라는 타이틀로 강의를 했는데, 센세이션이 일어나 4시간 예정 강의가 10시간이 되었다. 강의가 끝나고 나서는 감사패를 받기도 했다.

한때 나는 대체의학을 인정하고, 의료의 한 영역으로 자리 잡고 있는 미국이라면 그와 관련하여 명예박사 학위라도 받아보면 어떨까 하는 생각을 해 보기도 했다. 골격학을 이론적으로 정리하는 것은 늘 해오던 일이므로 그리 어렵지 않았다.

미국 강의를 맡을 때마다 강의를 준비하며 써둔 강의노트가 있었다. 골격학에 관한 소논문은 될 수 있을 정도로 모아둔 자료가 쏠쏠하니 기대할 만도 했다. 그러나 그만두었다. 그런 형식보다는 지금 같이 서양의학이 포기한 원인 불명의 환자들을 꾸준히 관리하고 낫게 하는 것이 내 도리라고 생각을 했다. 관리 받은 환자가 늘고, 입소문이 나 있는데 그깟 명예 학위가 문제겠는가?

언젠가 병명이나 원인도 대책도 없는 증상으로 고생하는 환자들을 치료하는 대회가 열린다면 학위 이상의 무엇이 있다는 것을 세상에 알릴 수도 있을 것이다.

우리는 원인불명의 질병들에 대해 원인을 찾아야 하는 시급한 경쟁의 시대를 살고 있다. 우리나라와 의료수준이 비슷한 싱가포르의 경우 연간 40만 명 이상을 의료관광으로 흡수하고 있다. 뇌졸중을 앓고 있는 북한의 김정일도 민간요법을 하고 있다고 세계에 공개했다.

나는 학위를 뛰어 넘는 실력이라면 인정을 해야 마땅하다고 본다. 이는 곧 산업구조 측면에서 내수시장 확대의 핵심인 서비스의 활성화는 물론 부가가치와 일자리 창출 효과도 기대할 수 있다. 국민소득 2만 불 시대를 넘어 3만 불 시대로 가기 위해선 나 같은 사람이 가진 기술을 통하지 않으면 안 된다. 나처럼 훌륭한 인적자원을 국가에서 왜 활용하려 하지 않는지 안타까운 노릇이다.

5. 환자의, 환자에 의한, 환자를 위한 의료가 무엇일까?

질병보다는 사람에게 관심을 가져야 한다

백혈구 저하증 환자가 있었다. 환자는 계속 아프다고 하는데 손 쓸 특별한 방법이 없다면 이보다 답답한 노릇은 없을 것이다. 이럴 때는 어떤 방법이든 환자의 고통을 덜어주는 것이 급선무다. 그런데 만약 의료 현실에서 더 이상 어찌할 방법이 없을 때는 다른 사람이라도 손을 쓰도록 기회를 주어야 하는 것이 올바른 해결책이 아닐까?

참으로 인정하기 싫은 일이겠지만 서양의학은 종종 서양의학의 편의에 따라 환자를 대하는 것이 못내 아쉽다.

환자의, 환자에 의한, 환자를 위한 진정한 치료는 첫째도, 둘째도 환자의 입장에서 생각하는 태도일 것이다. 고통스러워하는 환자를 대상으로 만용을 부려서는 안 될 것이다. 마땅한 치료법이 없다면 그것을 솔직히 인정하고 다른 방법을 찾아볼 수 있도록 기회를 주어야 마땅하다. 그것이 환자를 위한 최소한의 배려일 것이다.

나를 찾아오는 사람들은 대부분 병명도 모른 채 이곳저곳을 전전하다 오는 경우가 허다하다. 그런 사람들에게 나는 감히 말한다.

"원인 불명의 병의 원인을 알고 있다."

첫 책에서도 나는 그렇게 말했다.

"고질성 질환을 겸손하게 말하면 65%, 교만하게 말하면 80%까지 치료할 수 있다."

첫 책의 표지에는 그렇게 나의 자신감이 실려 있다.

"첨단 시설을 갖춘 현대적인 병원에서 초특급 의료진들이 포기했는데 어떻게 당신이 치료를 장담하는가?"

강한 불신감으로 비아냥거릴 사람들도 있을 것이다. 하지만 "도저히 어찌할 수 없는 한계가 있기는 하지만, 나는 정말 관리를 할 수 있다."고 자신한다. 왜? 환자에게 시기가 넘지 않았다면 병이 온 원인을 알고 있기 때문이다. 그래서 나는 관리를 자신한다.

도저히 어찌할 수 없이 치료 불능인 경우를 제외하면 현대의학이 손 놓은 질환을 겸손하게 말해 65% 정도, 교만하게 말하면 80% 정도를 치료할 수 있다.

"무슨 근거로 그런 말을 하는가?" 또 묻는다면 나는 "인간의 몸에 대해 30년 넘게 연구를 한 결과"라고 확신 있게 말해 줄 수 있다. 실제로 서양의학이 포기한 고질성 질환자를 관리해 온 내 경험에 비추어 보면 달콤한 말로 아픈 사람들을 꼬이려는 무책임한 빈말은 결코 아녀다.

한 가지 일화를 소개한다. 몇 년 전 영국에서 한 통의 전화가 걸려왔다. 나의 골격 관리법에 대해 조금 들어 알고 있는 사람으로부터의 전화였다.

아침마다 조깅을 하고 운동도 열심히 하던 38세의 젊은이가 갑자기 쓰러져 의식불명이 되었는데 영국으로 좀 와 줄 수 없느냐고 했다.

나는 거절했다. "안 됩니다. 남의 나라, 남의 병원에 가서 골격 관리를 해줄 수는 없습니다."라고 말했다.

그랬더니 그 사람이 말하길 "걱정 마세요. 영국은 환자가 오면 최선을 다해보고 더 이상 손쓸 방법이 없을 때는 환자에게 통보하고 다른 좋은 방법이나 좋은 약이 있으면 써 볼 수 있도록 기회를 줍니다." 라고 말했다.

이 말을 듣자 역시 영국은 신사의 나라라는 걸 실감했다. 그리고 그런 영국에서 이런 전화를 내게 걸었다는 사실 앞에서 마치 영웅이 된 듯한 우쭐함도 느껴졌다.

6 내가 **환자를** 가려 받는 이유

> **환자에게도
> 환자가 지켜야 할
> 각오와 자세가 있다**

현대 의료기술의 발달은 많은 환자들을 치료하기도 하지만 역으로 그 첨단 과학기술이 치료 불가능한 영역을 분명히 하기도 한다. 그래서 판단이 빠른 의사들은 더 이상의 치료는 무의미하다는 진단을 내리게 된다.

치료가 불가능하거나, 치료가 무의미하다는 의견을 내놓는 것은 어찌보면 다행이다. 되지 않는 치료를 하기 위해 언제까지고 떠안고 있거나, 시간 낭비를 하는 경우는 환자나 가족에게 더 큰 비용의 손실을 가져오기 때문이다.

그러나 환자나 가족의 입장에서는 원인이 무엇인지 모르고 치료도 불가능하다는 말을 듣는 순간 혼란스런 상황에 직면한다. 깊은 방황이 시작되는 순간이다.

그냥 손 놓고 있을 수 없기에 그들은 사활을 걸고 민간요법, 전통요법 등에 한 가닥 희망을 얻고 자신이 처한 질환에 용하다는 소문들을 찾아다닌다.

하지만 우리 골격원은 병원이나 한의원을 거치지 않고 오는 환자를 받지 않는다. 이 말은 나는 환자를 가려 받는다는 뜻이다. 아무 환자나 받지 않는 것이 아니라, 이 곳 저 곳에서 포기를 거치며 내 말을 믿고 따르며 내 관리법을 받아들일 자세가 되어 있는 환자들만 받는다는 얘기다.

어느 날 불쑥 불청객처럼 찾아온 환자들의 고통 '통증'. 그 원인을 알고 있으며 환자의 편에 서서 환자에 의한, 환자를 위한 관리를 하겠다는 한완석이 환자를 가려 받는다니 대체 앞뒤가 맞는 말인가? 하지만 수수께끼 같은 이 말은 다음의 말을 더 들어보면 이해가 갈 것이다.

골격 이상은 성장기의 안전사고나 잘못된 오랜 생활습관이 연관되어 있다. 오랜 시간 굳어지며 진행된 건강하지 못한 골격을 관리하기 위해선 잘못된 생각이나 생활습관도 바꿔야 한다. 그래야만 병이 근원적으로 고쳐진다.

비록 잘못된 것이긴 하나 익숙해진 생활습관은 본인에겐 편안하다. 그래서 이를 고치라고 하면 환자는 고치고 싶지 않은 이유를 대며 자꾸 자신을 변명하려 든다. 이래서는 병이 낫지를 않는다.

병을 고치기 위해서 나는 불가피하게 환자와의 기 싸움에서 승자가 되어야 한다. 이러저러한 이유를 둘러대는 환자의 사정을 봐주며 환자에게 눌려서는 안 된다. 환자의 병세를 위해 물러서선 안 될 때는 피도 눈물도 없는 사람이 되어야 한다.

나는 환자나 가족들이 내 지시를 무시하거나 믿고 따르지 않을 때는 가차 없이 "오지 말라."고 호령을 친다.

"언제, 언제 오세요." 했는데 정해진 관리 날짜를 어기고 자신의 편의에 따라 오거나, "되도록 몸을 움직이지 말고 휴식을 취하세요." 했는데 무리하게 차를 타고 동으로 서로, 남으로 북으로 이동을 했다든지 하는 식으로 내 지시를 이행하지 않았을 때는 서슴없이 혼을 낸다.

관리를 받아야 할 필요 횟수나 지시내용들은 환자가 병을 호전시키기 위해서는 꼭 지켜야 하는 최적의 방법이 된다. 그런데 이를 이행하지 않으면 관리효과는 미미해지고 만다.

치료를 위해서는 가차 없는 불호령

의인醫人은 환자를 위해 자신의 모든 것을 쏟아 부으며 최선을 다하고, 환자는 의인을 전폭적으로 신뢰하고 따르며 병을 고치려는 긍정의 의지를 가질 때 어떤 험난한 병이라도 정복이 된다. 이는 30여 년 치료 경험을 통해 깨달은 내용이다. 우선 의인과 환자가 한 마음 한 뜻이 되어 고통스러운 통증을 향해 같은 목표의식을 가지면 빠르고 늦은 차이는 있지만 병은 극복이 된다.

내게 오는 환자는 대부분 친인척이나 가까운 지인들의 소개 소개로 온다. 친인척이나 지인들은 나한테 와서 치료하고 관리를 받으며 병을 고친 경험이 있는 사람들이다. "임금님의 귀는 당나귀 귀"라는 말이 있듯이 사람들은 자신이 알고 있는 게 있으면 숨기기 어려워한다. 이들은 치료 경험을 혼자만 알기 아까워서 그들의 친인척이나 지인에게 이야기를 한다. 조금만 관심을 기울이고 들어보면 친인척이나 지인들 중에는 뜻밖에도 이름 모를 증상을 안고 살아가는 사람들이 상당히 많다. 이렇게 해서 우리 골격원에는 소개 소개로 환자들이 찾아들게 된다.

이들은 나에 대해 이미 듣고 왔기 때문에 만남 이전에 라포(Rapport)가 형성되어 있다. 라포란 말은 두 사람 사이의 상호 신뢰관계를 뜻하는 말로 심리학 용어에서 나온 말이다. 이미 라포가 형성되어 환자를 만나면 불필요한 시간을 단축하며 빠르게 한 마음이 되어 질병 관리에 들어갈 수 있는 이점이 있다.

〈병원이 포기한 세상의 모든 병들〉이란 책에서 이미 밝힌 바 있듯이, 나는 만병의 원인이 골격에 있다고 본다. 정상에서 이탈한 골격으로 인해 대부분의 병이 생겨나고 원인도 대책도 없는 고질성 질병이 온다. 따라서 관리도 골격의 밸런스가 기본이다.

사람의 몸에 대해 나는 30년 전부터 관심을 갖고 연구하기 시작했고, 줄곧 연구를 해왔다. 병원 치료의 사각지대에 있는 원인 모를 질환자들을 관리하면서 골격 밸런스의 메커니즘을 터득했다.

의료기술의 사각지대에 있는 질환들을 일목요연하게 정리하기는 쉽지 않다. 병은 교과서대로 오지 않거니와 개개인에 따라 각기 다르고, 같은 병이라도 그 정도가 다르기 때문이다. 이런 이유에서 세상의 모든 만성질환을 종류별로 분류하고 계통화시키는 것이 어찌보면 무의미하다.

병원이 포기한 질환자들이 내게 찾아왔을 때 나는 그 한 사람 한 사람을 항상 개별적으로 이해한다. 앞에서도 말했듯이 인체는 단순한 듯해도 그 복잡함은 상상을 초월한다.

복잡함은 하나하나 원인을 찾아내지 못하면 병을 고칠 수 없다. 표피는 고칠 수 있으나 근원을 고치는 일은 어림없다. 결국 다시 병이 나게 된다. 병이 났던 곳에 병이 다시 발병하거나 더 약한 장기를 찾아 병이 이동을 하게 된다.

환자나 병을 바라보는 나의 태도는 앞으로도 변하지 않을 것이다. 이것이 거의 사경을 헤매면서, 혹은 극단적인 절망감에 사로잡혀서 나를 찾아온 환자들을 한 사람 한 사람 보살피는 내 입장이다.

7. 기적, **믿음의 대가**인가? **비기**秘技인가?

한 마디 말과 믿음으로도 환자는 큰 치료효과를 보인다

"서양의학이 포기한 환자를 면허도 없는 당신이 치료해? 어림없는 소리."

이렇게 대놓고 말하는 사람은 인간에 대한 예의가 없는 사람이다. 없어도 한참 없다. 특히 서양의학이 포기한 질환으로 고생하는 환자를 보호하거나 걱정하는 사람이라면 절대 그렇게 말할 수 없다. 만일 그렇게 말한다면 그 사람은 겉으로 온갖 미사여구로 달콤한 말을 한다 해도 진정으로 환자를 위하는 사람은 아니다.

골격학 치료가 용하다는 내 소문을 듣고, 환자를 수행해 온 보호자들 중에는 간혹 미심쩍어하는 표정을 숨기지 않는 경우가 있다. 가까운 친척이 권하고, 환자가 와보고 싶어 해서 따라왔지만 은연중에 믿지 못하겠다는 태도를 노출시킨다. 나는 그래서 대놓고 말한다.

"그런 못마땅한 표정을 짓고 있으려면 환자분 모시고 돌아가세요."

이것은 내 진심이다. 말못할 고통을 겪고 있는 환자는 살고자 하는 욕망이 크다. 그래서 환자는 믿으나 보호자는 '지나친 기대는 아닐까?' 하는 경우도 있다. 장기의 이식이나 다른 값비싼 수술치료를 바란다면 보호자는 시름이 깊을 수밖에 없다. 그런저런 일들로 심란할 때, 뜻하지 않은 골격관리를 하겠다고 왔으니 속이 불편할 수밖에 없다.

칭찬은 고래도 춤추게 하고, 긍정의 힘이 불가능한 일을 가능하게 한다는 것은 요즘 세상에서 상식이다. 그런데 하물며 서양의학이 포기한 질환자의 보호자 아닌가? 아마 병원이었다면 보호자는 의료진에게 머리를 조아리며 선처를 부탁했을 것이다.

괘씸해서 하는 말이 아니다. 긍정의 힘을 말하고자 하는 것이다. 위약(플라시보)효과란 말도 있다. 맹물인 데도 그것을 명약이라고 믿고 먹으면 병이 낫는다는 말이다.

"서양의학에서도 못 고치는 병을 치료했다잖아요. 아마 잘 될 거예요."

이런 한마디 말과 믿음으로도 큰 치료효과를 볼 수 있다. 끝내 안 될 때 그때 부정을 해도 늦지 않다.

피부암 말기 환자의 안타까움

나를 찾아온 어느 피부암 말기 여자 환자의 경우를 보자. 환자는 직업이 약사였고, 남편은 모 대학의 약대 교수였다. 서양의학을 맹신하기 딱 좋은 조건이었다.

이 환자가 나를 찾아온 것은 친동기간 되는 분이 우리 골격원을 소개해서였다. 친동기간이 나와 오래 만나온 분이기 때문이었다. 동기간이 추천했음에도 믿지 못하는 심정을 어찌 모르겠는가? 서양의학에만 편도된 사람들은 피부암과 골격학이 대체 무슨 관계가 있는지 의심할 만했다.

약사 환자는 고통이 심해서 날마다 한 움큼씩 약을 먹고 있었다. 병원에서 처방해 준 약을 먹고도 통증이 심해지면 자신이 직접 처방해서 먹기도 한다. 자신이 약사니 좋다는 약과 처방을 잘 알고 있었다. 그래도 안 됐기 때문에 나를 찾아온 것이다. 환자는 내 말의 뜻을 이해했지만 환자의 남편인 약대 교수는 아니었다.

나는 환자에게 "오늘부터 당장 병원약과 지금까지 해온 방법을 끊을 수 있다면 할 수 있지만 그전 방법을 그대로 쓴다면 안 하겠다."고 했다.

그랬더니 환자분은 "원장님, 약은 한 알도 못 끊습니다. 통증 때문에 견딜 수가 없습니다."라고 했다.

"내가 관리를 시작하면 그 통증을 없애줄 수 있습니다. 그래도 만약 아프면 밤 1시고, 2시고 상관없이 전화주세요." 했더니 "알겠습니다. 약을 끊고 견뎌보겠습니다."라는 말을 남기고 헤어졌다.

그날 저녁 다행히 전화는 걸려오지 않았다. 그 다음날 골격원에 나가 궁금해 하고 있는데 그 환자가 왔다. "지난밤에 괜찮았냐?"고 물었더니 "두 번 정도 잠을 깬 것 같은데 그냥 잔 것을 보면 통증이 그리 심하지 않았던 것 같다."며 고마워했다.

이렇게 해서 본격적인 관리에 들어갔다. 그러나 "남편에게는 비밀로 하자."고 했다. 지방에 살고 있었던 환자는 남편 눈을 피해 내 골격원이 있는 서울을 오르내리며 관리를 받았다.

나는 환자에게 내가 개발한 제품(내가 제품이라고 말하는 것은 '약'이라고 표현할 수가 없기 때문이다)을 쓰면서 관리를 했다. 피부암에서 생겨난 통증과 여러 가지 증상이 조금씩 없어졌다.

관리를 받으며 환자의 상태가 날로 날로 좋아졌다. 그렇지만 관리사실이 남편에게 알려져 반대로 인해 결국 치료를 중단하고 말았다. 중단은 했지만 환자는 통증없이 5~6년간을 잘 지내고 있다고 전화가 왔다. 피부암으로서는 관리 후 전혀 통증 없이 약도 안 먹고 생활을 잘 하고 있다는 것이었다.

"신기하지요. 관리 후 생활을 잘 합니다. 감사는 늘 잊지 않고 있습니다."

서양의학이든 전통치료학이든 간에 사각지대는 있다. 이 사각지대가 있다는 사실을 믿으면 간단하다. 그러면 그 약대 교수 남편과 약사 환자도 편했을 것이다. 안 믿고 고집을 부리게 되면 갈등도 크고 괴로움도 크다.

언젠가 공개하겠지만, 골격학과 피부암의 상관관계는 강의 자료로 공개할 생각이다.

8 못 고치는 병 정복의 해답은 **실전고수 한완석**이 답이다

일률적 방법만으론 난치병 정복 어렵다

텔레비전의 축구 중계방송을 보다 보면 아나운서 옆에 앉은 해설가는 대단하다는 생각이 든다. 선수들이나 경기전술에 대해 장점과 단점을 어찌나 잘 꼬집어 말하는지 대표선수들을 지도하는 감독보다도 더 뛰어난 능력을 가진 것 같다. 경기에 나서면 대표선수들보다 더 축구를 잘할 것 같은 착각에 빠진다. 해설가의 이야기대로만 하면 못 이길 경기가 없다.

그렇다면 해설가에게 직접 대표선수로 뛰어보라고 하면 어떨까? 아니 해박한 축구 이론과 세계적인 축구 트렌드에 정통한 만큼 국가대표팀의 감독을 맡겨보는 것은 어떨까?

선수시절에 세계적인 축구스타였던 차범근 감독을 제외하고는 이론도 밝고 실전도 강한 전문 해설가를 찾기가 쉽지 않다. 전문분야일수록 실전은 강한데 말로 풀어놓거나 이론적으로 밝혀내는 데 서투른 경우가 많다.

의료분야에서도 마찬가지다. 의대생이나 의사 중에서도 이론적으로 해박하고 성적은 좋지만 실전에 약한 경우도 있다. 이론은 교과서나 머리 안의 지식이지만, 실제 환자를 앞에 놓고 치료를 하는 것은 실전과 경험, 숙련된 기술, 환자와의 공감의 집합체이기 때문이다.

보편성을 추구하는 서양의학은 몇 달 사이에 주치의가 A의사에서 B의사로, 다시 C의사로 바뀌어도 별 문제가 없다. 예를 들어 고혈압 환자라고 했을 때, 고혈압에 대한 일반적인 처방은 A의사나 B, 그리고 C의사가 같다.

롯데리아나 맥도날드에서 밑 작업이 된 음식재료를 가지고 레시피에 따라 햄버거를 만드는 것과 비슷하다. 레시피만 있으면 인종이나 나이를 불문하고 누구라도 만든다. 어느 지역에서 만들건 맥도날드나 롯데리아 햄버거가 같은 맛을 내는 이치다. 물론 현지화라는 이유로 현지인의 입맛에 따라 레시피가 가감되기는 한다.

논리적으로 병원도 규격화가 가능하다. 서양의학이 보편적인 가치를 추구하기 때문에 아무 병원, 아무 의사에게서 치료를 받아도 된다. 어느 책에서 보니, 어떤 의사는 지방의 대학병원은 한산하고 서울의 유명 종합병원이나 대학병원에 환자들이 몰리는 것을 보면 안타깝다고 했다. 서비스와 약간의 시설 차이는 분명히 있지만 의사의 진단과 치료는 큰 차이가 없다는 것이다.

"탑승한 손님 중에 의사선생님 계신가요?"

배나 비행기, 혹은 기차 같은 다중이 함께 하는 공간에서 응급상황이 발생했을 때 의사에게 환자를 맡기는 것도 그런 보편성에 대한 사회적 공감대가 형성되어 있기 때문이다. 규격화된 의료행위를 국제적으로 인정하고 있는 것이다. 서양의학이 인류의 건강생활에 기여해왔으니 그럴 수 있다고 본다.

 그러나 생사를 넘나드는 위중한 환자의 경우까지 세계적 보편성으로 뭉뚱그려 넘겨서는 안 된다. 서양의학만의 규격화된 진단 시스템과 치료방법으로 모든 것을 해결하려는 시도는 넌센스다. 환자에 따라 체질이 다르고, 체력이나 병이 난 위치가 차이가 나며 병을 이겨내려는 의지 등에 있어서 여러 편차가 있기 때문이다.

 이런 얘기를 하면 서양의학에서도 항암제의 투여량을 환자마다 다르게 하고, 방사선 치료를 할 때 방사선량을 각각 달리한다고 항변할 수도 있다. 그러니 서양의학이라고 해서 천편일률적으로 치료하는 것은 아니라고.

 그러나 대분류에서 조금씩 분류단계를 축소해서 소분류로 구분하여 치료를 하기 때문에 언뜻 보면 개별적인 것 같지만, 자세히 보면 미세한 부분까지 구분했을 뿐, 큰 카테고리는 매뉴얼에 의해 정형화된 방법으로 치료를 하는 것이 서양의학의 특징이다. 하지만 내 경우는 다르다.

사람은 교과서처럼 아픈 게 아니다

같은 당뇨환자나 혈압환자, 중풍환자라고 해도 모두 개별적인 존재로 파악을 한다. 병이 같아도 원인이 다르기 때문이다. 똑같은 병이라도 백인백색百人百色이다. 내가 항상 강조하는 말이 있다.

 "사람은 교과서처럼 아픈 것이 아니라, 체형의 변화에 따라 다르게 아프고 그 병이 만들어진 원인과 부위에 따라 대처하는 방식이 다르다."

골격 균형이 똑같은 상태로 어긋났을 리 없고, 설사 그랬다 해도 그 영향이 똑같은 방향으로 진행되지 않는다. 같은 척추에 문제가 있다고 해도 누구는 위장에 문제가 있고, 누구는 폐에 영향이 갈 수 있다. 환자 개인의 몸 상태, 장기 상태에 따라 파생되는 영향력이 다르기 때문이다.

각각의 환자 상태는 크게 다르기 때문에 정확하게 파악하고 치료할 수 있는 첩경은 실전 경험이다. 중증의 통증 환자들을 관리하는 데 30여 년 이상의 무수한 실전 경험을 가진 나 같은 사람을 결코 무시해서는 안 된다. 만일 서양의학이나 우리나라의 제도권 의학이 골격학적 관점에서 천재적인 감각을 타고난 나 같은 의인을 도외시한다면 국가적으로나 지구촌 전체적으로 큰 손해다.

그런데 서양의학은 경험이 풍부하지 않은 사람도 고질성 환자를 진료한다. 대부분의 질환을 계통적으로 분류하고 각각의 질환을 일반화·규격화하여 치료하기 때문에 가능한 일이다. 레시피에 따라 규격화된 재료로 햄버거를 만드는 것과 똑같다고 할 수 있다. 야채를 조금 더 넣느냐, 소스를 조금 덜 넣느냐의 차이가 있을 뿐이다.

인체는 햄버거와는 비교할 수 없는 생명체다. 206개의 뼈와 복잡한 신경, 거미줄처럼 얽힌 혈관, 각종 장기 등으로 구성된 신비스런 유기체다. 아무리 미세한 단위까지 계통분류를 하더라도 그 치료를 규격화·정형화시키는 것은 아픈 환자를 낫게 하는 옳은 방법이 아니다.

감기환자에게 천편일률적으로 처방한 내복약이나 주사약이 감기치료에 직접적이 아니라는 것은 이제 상식이다. 약을 먹고 주사를 맞아도 앓을 만큼 앓아야 감기가 낫는다. 심한 통증을 치료하는 메커니즘도 감기를 치료하는 것이나 비슷하다. 자연치유력에 의존하는 셈이다. 그것이 되지 않을 때 고질병이 되고, 치료를 포기하는 것이 된다.

골격학은 원인치료를 한다. 병의 근원을 아래로부터 찾아 올라간다. 실전경험을 통해서 환자의 환부를 찾아내고, 그 환부에 영향을 미친 골격균형의 이상을 찾아내 관리를 한다.

서양의학은 어림잡아 치료하거나 대증적인 치료를 한다. "아토피에는 스테로이드 제제를 투여하면 잘 듣더라." 그러나 스테로이드 성분이 함유된 약은 부작용이 있다. 따라서 가능한 한 스테로이드 제제를 사용하지 않고 관리를 하기 위해 애를 쓴다. 낮은 단계의 약을 투여하고 완치를 바란다. 하지만 아토피는 감기약을 투여하고 시간이 지나 자연치유가 되듯이 낫는 병이 아니다. 고질병이 되고, 결국 일시적인 효과가 있는 스테로이드 제제를 사용한다. 부작용이 생기고 증상이 더욱 심해지는 악순환을 겪게 된다.

한완석 골격학은 실전관리다. 나는 밑바닥부터 기초를 다지고 실전경험을 통해 원인관리의 노하우를 익혔다. 특히 병원과 용하다는 전통치료 의인들을 두루 섭렵한 탓에 원인불명의 질환을 가진 환자들을 관리하는 데는 누구와 견주어도 자신이 있다. 실전경험으로 터득한 관리법을 적용하여 기적 같은 차도를 보이며 낫게 할 수 있다.

감히 말한다. 고질성 질환 치료는 실전경험으로 내공을 쌓은 한완석이 답이다. 꿩 잡는 게 매라고 했다. 꿩이 고질성 질환이라면 골격학은 매다. 골격학이 답이다.

축구중계방송에서 아무리 해설을 잘해도 '감독만 못하고, 축구선수만 못하다. 실전으로 겨뤄볼 것을 나는 제안한다. 해설만 할 것이 아니라, 이론적으로 단단히 무장만 할 것이 아니라 원인 모를 병으로 고생하는 환자들을 관리하는 시험을 해보자는 것이다.

그리고 나는 서양의학의 난치성이란 무엇인가 묻고 싶다. 서양의학의 불치성이란 무엇인가 묻고 싶다. 이름 모를 병인지, 원인 모를 병인지 궁금하다.

9 숨어있는 **의료 고수**들을 불러내자

> 외국 유명병원을 찾는다고 못 고치는 병이 고쳐질까?

우리나라 15대 대통령인 DJ 어록을 보면 "1972년 신병 치료차 일본에 체류하던 DJ는 10월 유신이 선포되자 망명 생활을 시작했다."는 기록이 있다. 2002년에는 이건희 삼성 회장이 신병 치료차 미국에 머문 일이 대대적으로 알려지기도 했다. 그 외에도 SK그룹의 최종현 전 회장을 비롯한 정재계인사들이 미국의 유명 전문병원에서 치료를 받았다고 한다.

하지만 지금은 그런 소식이 뉴스가 아니다. 중증의 고질병 환자들에게 가치 있는 정보가 아니라고 봐도 무방하다.

"나을 수 있는데 미국에 못 가서 못 나았다. 돈이 없어 못 나았다!"

이런 불평은 이제 통하지 않는다. 휴양을 위해서라면 모를까 신병 치료를 위해 외국으로 나가는 일은 많이 줄었다. 2009년 사망한 배우 장진영의 경우, 위암 치료를 위해 멕시코를 간 일이 사망을 앞당기는 원인이 됐다고 그 남편이 눈물을 흘리며 후회를 하기도 했다.

예전에는 우리나라가 의료 후진국이었을지 몰라도 이제는 우리도 의료 선진국에 속한다. 한국인의 두뇌는 전 세계적으로 우수하기로 소문이 나 있다. 각종 기술올림피아드나 경시대회에 나가면 우승을 휩쓸 정도로 뛰어난 인적자원을 많이 가지고 있어, 일부 서양인들은 한국인을 동양의 유태인이라고 부르기도 할 정도다.

그 뛰어난 두뇌로 부지런히 서양과의 격차를 줄여와 이제는 우리의 의료기술도 선진국에 못지않다. 그래서 우리나라의 최고 병원에서 못 고치는 병은 외국에 나가서도 절대 고치지 못한다. 심장이식수술 수준은 세계 최고이며, 성형외과술도 동양 최고가 되어 일본이나 중국 등지에서 수술 원정을 오기도 한다. 가격 경쟁력이 있으면서 고품질의 서비스를 받을 수 있기 때문이다.

서양의학이 우리나라에 들어온 지 불과 100여 년 만의 쾌거라고 할 수 있다. 역사가 일천한 우리 서양의학이 의료선진국 반열에 오를 정도로 발전한 것이 그들 학문의 위력 때문일까?

절대 아니다. 전해져 오는 관습적인 치료법, 전통의술이 우리 국민들에게 잠재돼 있었기 때문이다. 허준의 〈동의보감〉이 어느 날 불쑥 솟아난 기적이 아니다. 도처에 숨어 있는 고수 의인들이 있고, 이들이 면면히 축적해 놓은 질병치료의 전통과 비법들이 어떤 식으로든 전해져왔다. 그런 바탕이 있었기 때문에 오늘날 우리나라의 의학이 수준 높다는 말을 들을 수 있게 됐다.

하지만 〈동의보감〉에도 맹점은 있다. 호랑이 담배 피우던 시절의 치료법은 빨리 개선책을 찾아야 된다. 질병은 예전의 질병이 아니다. 발달된 문명 앞에 병들도 진화를 해왔다. 각기 다르게 발전해 왔기에 단순하지 않다.

환자들은 통증으로 무지한 고통을 호소한다. 이름 모를 병, 희귀한 병, 원인도 모르는 병, 대책도 없는 병, 이런 실정 앞에서 망설임만 깊어가면 결국 고생스러운 것은 환자일 뿐이다. 고통을 겪는 환자 앞에서 누구의 의술인가는 필요 없지 않을까? 보다 중요한 것은 환자의 아픔을 줄여주면 되는 것이 아닐까? 백 번 아니 천 번, 만 번을 생각해 봐도 그게 옳은 것 같다.

동양의술을 세계에 팔 수 있는 현실이 가까워졌다. 모두 깨어서 귀를 열었으면 좋겠다.

외화 버는 의료 메카로서의 역할

전통 치료의 실전고수들이 모습을 드러내야 할 때가 됐다. 의료행위에 대한 면허제도 때문에 제약을 받고, 의술을 펼치는 데 소극적일 수밖에 없었을 테지만 이제는 스스로 시험대 위에 올라야 한다.

그래서 제한된 범위 안에서만 의술을 시행하든, 환자 치료라는 대의를 내걸고 의료행위를 완전히 개방하든 하는 기회가 됐으면 한다. 가지치기를 해서 첨단 정보화시대에 맞게 체계화해야 한다.

지금은 정보화시대다. 전국에 숨은 실력자가 어떻게 분포하고 있는지 조금만 관심을 기울이면 찾을 수 있다. 인터넷 포털사이트의 '지식인'을 검색하면 어느 의인, 의사가 어느 분야에서 전문인지 얼마든지 검색할 수 있다.

관심 있는 것은 누구든 쉽게 휴대폰이나 MP3로 동영상을 촬영하여 인터넷에 올릴 수 있는 시대다. 하물며 사람의 건강과 생명에 관한 의술이 아닌가? 내공이 있는 전국 산하의 의인들이라면 어떻게든 알려지게 돼 있다.

사이비이거나 실력이 없는 의인은 설 자리가 점점 없어진다. 얼마 전 안수기도 뉴스가 화제가 됐다. 안수기도가 어떤 것인가? 목사나 신부가 신도의 머리 위에 손을 올려놓고 치료의 은사를 베푸는 기도가 아닌가? 그런데 세상에는 이 안수기도로 병원에서 포기하는 난치병 환자들이 낫는 경우가 있다. 그런 사실을 간증하는 신도들도 더러 있다.

뉴스에 따르면 어떤 신심이 깊은 신도가 안수기도를 하면 딸의 난치병을 고칠 수 있다는 말을 믿고 4억여 원을 냈다고 한다. 하지만 딸의 병이 낫지 않았고, 이미 낸 4억여 원을 반환하라는 소송을 했다. 법원은 원고의 손을 들어주었다.

안수기도로 병을 고치는 것이 가능한가? 내공이 있는 목사라면 가능할 수 있다고 본다. 깊은 신앙심이 병자의 믿음과 함께 작용하여 시너지 효과를 낸다면 기적도 일어날 수 있다. 플라시보 효과라고, 비타민을 먹고도 치료약인 줄 알고 먹어서 병이 낫는 경우도 있으니 말이다.

그런 의미에서인지 모르지만, 미국은 안수 기도를 대체의학의 한 과목으로 인정하고 있다고 한다. 과학 선진국이 안수기도를 대체의학의 한 분야로 보았다는 것은 시사하는 바가 크다. 기독교 국가여서가 아니라, 단 한 사람이라도 그렇게 해서 병이 나을 수만 있다면 그것이 좋은 일이라고 보았던 것이다.

여기서 내가 하고 싶은 말은 안수기도가 효험이 있다는 의미는 결코 아니다. 딸의 병을 낫게 하려는 부모의 눈물겨운 투병의지를 헤아려야 한다는 뜻이다. 아무리 돈이 많은 부자라고 해도 4억 원을 흔쾌히 던지는 것은 쉬운 결정이 아니다. 하지만 사랑하는 가족의 병을 낫게 하기 위해서라면 못할 일이 없다.

자본주의 시대에 알려지지 않은 의료 기술은 큰돈이 된다. 올림픽에서 메달을 따도 평생 연금이 나오는데 고질병을 잘 고치는 실력과 기술을 가졌다면 어찌 일생의 영달을 보장받지 않겠는가? 이것은 민족을 부강하게 하고, 건강하게 하면서 전 지구인을 구하는 일도 된다.

일전에 중국에 갔다가 보사부를 방문한 적이 있었다. 그곳 직원들이 "우리들도 머리가 아픈데 중국 내의 병원에 가도 대책이 없다고 합니다. 기회를 만들어 원장님께 관리를 받아보고 싶습니다."라고 했다.

숨어있는 의인들이 나와서 의료 비술을 전수하고 키우는 일은 신병치료차 해외로 나가 아까운 외화를 낭비하는 일을 막고, 신병치료를 위해 우리나라를 찾는 의료메카로서 외화벌이에도 앞장서는 일거양득의 일이 된다.

10 국위 선양과 **국격을** 높이는 길

> **골격학이
> 국격國格을 높인다**

아이티에 강한 지진이 일어났다. 지진 뉴스는 곧바로 한국인 피해자가 있는지 초점이 모아졌다. 행방이 묘연했던 한국인 관광객 몇 명이 이튿날 아이티 국경을 넘었다는 소식이 전해졌다. 이름도 생소한 지구촌의 오지나 다름이 없는 아이티에도 한국인이 들어가 있었던 것이다.

아이티뿐만 아니다. 세계의 이름 모르는 수많은 나라에 한국인이 가서 활동하고 있다. 관광만이 아니라 비즈니스, 선교 등을 목적으로 낯선 땅을 누비며 세계 곳곳의 시장을 개척하고 있다. 우리나라 국격國格이 크게 높아졌다는 것을 실감한다.

눈이 내리지 않는 몽골 초원에 스키장을 만들고, 노래방을 개설하고, 휴대전화와 자동차를 팔고 있다. 미국이나 일본, 서유럽이 독식하던 시장에 한국인들도 가세하고 있다. 아랍에미레이트 원전을 수주함으로써 프랑스, 캐나다, 러시아, 일본 등에 이어 세계 6번째 원전 수출국으로 기록이 됐다. 어디 그 뿐인가? 태권도, 양궁, 쇼트트랙, 핸드볼, 배드민턴 등 전통적으로 한국이 강세를 보이는 스포츠 종목의 감독들도 세계 곳곳에서 활동하고 있다. 그래서 한국인을 동양의 유대인이라고 한다.

두뇌활동뿐 아니라 인체활동을 근간으로 하는 분야에서 한국인들이 인정받는 것은 매우 고무적이다. 이미 일부 한방병원과 성형외과에서는 일본과 중국·대만 등에서 오는 관광객을 대상으로 호황을 누리고 있다.

나는 서양의학이 잘 고치지 못하는 병들을 전문으로 고치는 우리 골격원의 미래를 본다. 앞으로 서양의학이 해결하지 못하는 만성질환을 우리 골격원에 와서 고치고 가는 외국인들이 늘어갈 것이다.

일본으로 돌아가 자비로 광고까지 낸 일본인

일본에서 온 어느 환자 이야기를 하자. 이름은 유꼬 상이다. 어느 날 밤 10시가 넘은 시간이었다.

"원장님, 일본에서 온 환자가 많이 아파요. 병원엘 갔다 왔는 데도 통증 때문에 잠을 못 자고 시달려요. 살려주세요."

지인에게서 급한 전화가 걸려왔다.

"언제 가세요?" 묻자, "내일 가요." 했다.

한 번 치료한다고 무슨 효과가 있을까 싶어 나는 만나지 않겠다고 거절을 했다.

그런데 조금 후 또 전화가 왔다.

"환자 좀 봐주세요."

너무나 간곡해 거절을 할 수가 없었다.

퇴근 후 좀 쉬려고 했던 나는 다시 옷을 입으며 "사무실로 오세요." 했다.

일본인 환자에게 몇 가지 조치를 취해주었다.

아침에 환자는 "잠을 잘 자고 가요."하며 감사하다는 말을 남기고 떠났다. 떠난 후 얼마 안 돼서 환자는 다시 자기 가족을 모두 데리고 나를 찾아왔다.

"원장님께 한 번 받고 가서 두 달을 편하게 생활했어요."

환자는 다시 한 번 내게 감사를 했고 일본의 잡지책에 우리 골격원을 소개하는 광고를 냈다. 비용도 자신이 부담을 했다. 그 환자 이후 내가 실린 잡지책을 찢어들고 나를 찾아오는 일본 관광객들을 간간이 만나게 된다.

몇 년 전에도 일본인 환자들이 다른 통로를 통해 온 적이 있다. 이 사례를 소개하는 이유는 서양의학이 해결하지 못하는 병들의 치료에 대한 인식이 우리보다 외국인들이 더 전향적이라는 것이다. 그들은 의료 행위에 대한 면허 소지 여부가 중요한 관건이 아니라, 의인이 환자의 병을 얼마나 잘 고치는가에 중요한 방점을 찍는다.

골격학이 언젠가는 주류 의학의 한 분야로 자리매김할 것으로 믿지만, 골격학이 한국의 대체의학이나 혹은 제3의학으로 분류돼 외국에 소개되는 것도 나쁘지 않을 것이다. 나는 이미 LA에서 한의사를 비롯하여 뼈를 다루는 전문가와 의료전문가들에게 골격학을 강의한 바 있다.

가장 한국적인 것이 세계적인 것이 되어 국제적 경쟁력을 갖는다는 것은 오늘날 상식이다. 전통의학을 기반으로 한 나의 골격학도 한국이라는 브랜드의 경쟁력을 크게 강화시킬 수 있다고 본다. 세계의 난치병 환자들이 내게 와서 치료를 받고 낫고 간다면, 그래서 한국에 대해, 골격학을 관리하는 나에 대해 고마움을 표시한다면 그것이 국가 경쟁력이고 국격이 아니겠는가?

한완석 골격원의 국제지부도 생각해 볼 일

"원장님 미국에 언제 오세요?"
미국이라며 어떤 사람이 전화를 걸어왔다.
"어떻게 나를 아셨느냐?"고 묻자 상대방이 "인터넷을 보았습니다. 몇 년 전에 LA에 한의사 의료진들에게 강의를 하러 오신다는 소식을 듣고 참석을 하려고 했습니다. 그런데 거리가 너무 멀어서 비행기 시간을 놓쳤습니다." 했다.

그런 이유로 참석을 못했다는 아쉬움을 이야기하면서 꼭 배우고 싶다고 했다.

국격에는 한국 고유의 좋은 것과 아름다운 것이 수반된다. 서구문물이라고 해서 항상 옳은 방향으로 가는 것은 아니다. 환경오염이나 패스트푸드 같은 것을 보자. 서양인들도 반성하고 있다. 그래서 험준하고 깊은 오지에서 문명을 등지고 철저히 비문명적인 생활을 하는 백인과 그들 그룹들이 있다. 전기시설도 없고 자동차나 전화도 없이 자연 그대로 생활한다.

브라질의 아마존 원주민들은 서구문물의 영향을 받아서 오토바이를 타고 다니고, 숲을 개간한 땅에서 기계화된 농업에 종사하기도 하지만, 문명국인 미국이나 유럽의 일부 사람들은 자연친화적인 삶을 도모하는 것이다. 종교적인 부분이 없지 않지만, 그런 삶을 살아갈 때 골격학은 필수 불가결한 의료수단이 될 것이다.

　의료 선진국이자 과학문명국들은 골격학을 받아들이고 이해할 수 있는 환경이 잘 갖추어져 있다. 서양의학과 전혀 다른 방법일지라도 골격학을 연구하려고 하는 사람들이 미국과 캐나다에서 활동하는 것으로 알고 있다. 동양의 기, 혹은 도가적 사상을 결합하여 연구를 하고 있다. 골격 균형의 이상으로 고질병을 비롯한 모든 질환이 생겨난다고 보기 때문에 나는 그들을 긍정적으로 본다.

　어떻든 사회적 트렌드로 볼 때 골격학에 대해 서양인들이 개방적으로 받아들일 충분한 여건이 갖추어진 것은 사실이다. 그러니 골격학을 전파하고, 고질성 질환을 치료하는 활동을 전개하는 것은 어렵지 않을 것 같다. 국제적 프랜차이즈 사업으로도 할 수 있고, 한완석 골격원의 국제지부를 열어가는 방법도 생각해 본다.

　정보통신, 특히 인터넷의 발달로 지금은 비즈니스의 국경이 사라지고 있다. 서울 압구정동의 우리 골격원에서 고질성 질환을 치료하고 관리하는 장면이 실시간으로 홈페이지에 업데이트 되면 해외 지부에서 공유할 수도 있는 것이다.

　이명박 대통령의 '국격' 발언을 나는 좋은 뜻에서 받아들인다. 한국이 이룬 놀라운 경제성장과 올림픽이나 월드컵에서 거둔 우수한 성적은 바로 대한민국의 국격이다. 그런데 국격을 높이는 일은 이 부분에만 있는 건 아니다. 한완석 골격학이 아직 비제도권에 있지만, 더 이상 갈 곳이 없는 만성적 질환을 치료하는 기술을 전 세계인들을 향해 비즈니스화하면 골격학 부분에서도 얼마든지 우리의 국격을 높여갈 수 있다.

국격을 생각하면서 나는 오늘도 서양의학이 포기한 고질병을 고치는 일에 나서고 있다.

chapter 03

불량 뼈대는
만병의 근원

현대의 수많은 고질성 질환들은 병명은 수만 가지지만
결론은 하나다. 뼈가 변형되어 생겨난 결과물이다.
내 몸의 골격이 견고하게 바른 자세를
유지하지 못하고 틀어져 있으면
각종 질병을 유발하는 도화선이 된다.

1 계절을 모르면 철부지, 뼈를 모르면 **병부지**病不知

> **기본 틀이 무너지면 근본이 무너진다**

옷을 짓는 사람은 사람을 만나면 옷차림을 먼저 보고, 구두를 짓는 사람은 사람을 만나면 신발을 먼저 본다. 나는 사람을 만나면 그 사람의 골격부터 먼저 본다.

골격은 한자어로 뼈골骨자와 바로잡을 격格자로 구성되어 있다. 영어로 하면 프레임(frame)이나 빌드(build)로 표시된다. 체형을 이루고 몸을 지탱하는 구조물이란 의미를 담고 있다.

골격의 사전적인 정의는 "동물의 몸을 지탱하고 체형을 형성하는 기관"이다. 체격이나 자세를 지탱하게 하고 내장기관을 보호하는 역할을 하며 운동을 할 수 있게끔 하는 것으로 기본적으로 두골과 척추가 중심을 이루고 사지골이 이어지는 형태를 띤다.

아기의 뼈는 약 350개지만 어른의 뼈는 206개가 된다. 아기의 뼈는 골격이 갖춰지면서 작은 뼈들이 합쳐져서 큰 뼈가 된다.

그런데 뼈가 왜 중요할까? 그건 사물이나 일에서 계획의 기본이 되는 틀이기 때문이다. 틀이 깨어지면 형체가 무너지게 된다. 형체가 무너지면 뒤죽박죽 섞이게 되고 기본적인 기능이 이루어지지 않는다.

이는 아주 당연한 사실이다. 다섯 살 어린아이라도 알 만한 일이다. 그런데 사람들은 이런 당연한 사실을 잊고 산다.

암에 걸렸다, 당뇨병이 찾아왔다, 혈압이 치솟았다, 중풍으로 쓰러졌다, 뇌출혈이 일어났다, 근무력증으로 거동이 부자유스럽다, 심장에 부정맥이 생겼거나 시도 때도 없이 벌떡벌떡 뛴다, 소화가 안 돼 먹기만 하면 토한다, 어지러움증으로 하늘이 노랗다, 간성 혼수가 왔다, 아토피로 몸이 가렵다, 통증으로 잠을 잘 수 없다, 몸이 자꾸 붓는다, 변비로 항문이 아프다, 소변보기가 힘들다….

생명보험의 광고 문구를 가만 들여다봤더니 보장을 해준다고 선전하는 병의 가짓수가 수 천 가지 이상이 된다. 그런데 그토록 많은 질병으로 고생을 하면서도 사람들은 왜 병들의 원인이 어디에서 비롯되었을까를 생각해 보지 않는 것일까?

골격이 틀어지면 온갖 병이 다 온다

흙탕물을 고요히 가라앉히면 위는 맑은 물이 된다. "아프다", "괴롭다", "살려 달라" 아우성치는 수많은 질병들을 가만히 들여다보면 내겐 뼈가 보인다.

현상은 여러 가지라도 진리는 하나다. 그런 것처럼 **병은 수만 가지라도 하나로 통합을 하면 귀결점은 골격으로 모아진다.**

사람의 몸은 뼈와 근육, 뇌, 간, 심장, 위장, 신장, 신경, 폐 등 일련의 기관과 그 부속 장기로 조직화되어 있다. 뼈대를 구성하는 골격계는 몸의 기관들을 받쳐주는 역할을 하고 근육은 몸이 움직이도록 하는 역할을 한다.

뇌는 줄로 세웠을 때 서울과 부산을 왕복하고도 남는, 1000km나 되는 신경세포를 가지고 데이터를 처리하고 명령을 내리며 두뇌작용을 한다. 간은 몸에 들어온 영양물질들이 몸 안에서 쓰일 수 있도록 거대한 화학공장의 역할을 하고, 심장은 네 개의 독립된 방을 끊임없이 움직이며 피돌기에 관여를 한다. 위장은 사람이 삼킨 음식물을 분해시키고 소화시켜 체내에 흡수되고 배설되도록 하는 작용을 한다.

신장은 노폐물을 거르고 폐는 호흡작용을 통해 산소를 공급하고 이산화탄소를 배출시키는 역할을 한다.

인체의 모든 기관과 부속 장기는 이처럼 서로 영향을 미치며 최대한 효율적으로 자신의 역할을 분담하며 움직인다. 기관과 장기 중 어느 것 하나 중요하지 않은 것이 없지만 그중에서도 가장 기본이 되는 것은 골격이다. 골격이 있음으로 해서 뇌, 간, 심장, 폐, 위장, 신장 등의 기관들이 제 위치를 잡고 자세를 유지하며 기능을 수행한다. 위치가 틀어지면 혼란이 온다. 도로를 따라가던 버스가 갑자기 제동을 하면 승객들은 앞으로 쏠리며 아수라장이 된다.

상상해 보라. 비행기조종사가 조종석에 앉지 않고 다른 곳에 앉거나, 자리에 앉고서도 정면을 보지 않고 뒤로 돌아서서 부기장과 잡담을 하고 있다면 비행기가 제대로 갈 수 있을까?

인체도 마찬가지다. 골격이 견고하게 바른 자세를 유지하고 있지 못하고 틀어져 제각각 기울거나 돌아서 있다면 기관과 근육, 관절 모두가

제 위치를 벗어나게 된다.

　제 위치를 벗어난 기관과 장기가 각각 자신의 고유 임무를 수행하기란 버거운 상황이 된다. 당분간은 버텨내겠지만, 시간이 오래 경과하면 잘못 굳어진 자세는 더욱 잘못된 상태로 굳어져 결국에는 각종 질병으로 자리를 잡게 된다.

　일상생활에서 대부분의 사람들은 뼈의 중요성을 간과하고 산다. 하지만 뼈의 중요성을 모르게 되면 병부지病不知에 이를 수밖에 없다. **현대의 수많은 고질성 질환들이 병명은 가지가지이지만 결론은 뼈가 변형되어 생겨난 결과물이라고 보면 전혀 틀리지 않는다.**

2 부모가 무지하면 아이를 망친다

어릴 때 안전사고 소홀히 다루면 큰 병

부모를 따라 한 아이가 왔다. 아이는 걸음을 걷지 못했다. 부모의 부축을 받으면서도 힘이 없어서 벌벌 떨며 들어왔다. 저 정도라면 병원에서 근무력증이나 루게릭병이란 진단이 내려졌겠다 싶었다.

아이는 팔방미인이었다. 내가 지칭하는 팔방미인은 어느 모로 보나 아름다운 사람(well-rounded person)이 아니라, 이 병원 저 병원 안 가본 병원 없이 두루 거친 환자라는 의미다.

"병원에서는 뭐라고 하더냐?"고 물었다.

"후유! 확실한 이유를 모르겠답니다."

눈물이 그렁그렁한 눈의 엄마는 부축한 아들을 쳐다보며 깊은 한숨을 섞어 대답을 했다. 그 끝에 "이유라도 알면 속이라도 후련하련만…" 하는 말을 혼잣말로 중얼거렸다. 아들을 바라보는 엄마의 눈길에는 안쓰러움이 절절이 배어 나왔다.

그러나 나는 이미 모자母子가 들어서는 순간 문제를 알고 있었다. 아이의 모습을 보며 빠르게 진단이 내려졌다.

"얘가 애기 때 아주 높은 데서 떨어졌네요?"

그러자 엄마는 놀라는 눈빛이 되어 고개를 끄덕였고 "맞아요!" 했다.

"떨어진 그 순간부터 문제가 잠재되어 오늘의 이런 증상을 만들었습니다."

단호한 나의 말을 처음에 엄마는 잘 이해 못하는 듯했다.

"아이가 이 정도 상태가 되었다면 떨어졌어도 심하게 떨어졌을 것이고, 상처가 있어도 깊게 있었을 겁니다. 그냥은 못 넘어갔을 겁니다."

알아듣기 쉽게 이야기를 하자 엄마는 "네. 그런 일이 있었어요." 했다. 하지만 곧 "치료를 했어요." 했다.

"이층에서 담 너머로 아이가 떨어져 바닥에 부딪히며 얼굴에 돌이 박히고 해서 병원에 가서 돌들을 빼내고 치료를 했다."며 그때의 상황을 설명했다. 엄마의 표정은 자신 있어 보였다. 이 엄마도 그렇지만 대개의 엄마들은 아이의 뼈가 부러져야만 다친 것으로 생각을 한다.

나는 고개를 가로 저었다. 엄마는 어리둥절한 표정을 지었다. '치료를 했는데 무슨 말이람.' 하는 표정이었다.

이럴 때 나는 한숨을 내쉬지 않을 수 없다. 가동점을 이탈한 뼈는 반드시 문제를 일으키기 때문이다. 가동점이란 뼈가 최대한 돌아갈 수 있는 각도다. 이 각도는 약 1.5~2cm로 이 허용치의 각도를 이탈하면 인대가 튀어나오거나 늘어나며 상처를 입게 된다. 또 인대에는 신경 끝이 모여 있어 신경 밑에 있는 힘줄까지 누르게 되면 통증이 생기거나 감각이 무뎌지거나 힘이 약해지는 등 병증이 나타나게 된다. 이런 증상은 서서히 진행되어 인체가 감당할 수 있는 한계점을 넘어서면 바로 돌출

되어 환자에게 어마어마한 고통을 안겨준다.

    그런데 아이의 엄마는 이런 메커니즘을 전혀 모르고 있으니, 이런 무지를 어찌한단 말인가?

3. 교통사고 환자, 나이롱환자일까?

첨단 장비로 드러나지 않는 내상환자를 어찌할까?

어느 아침 출근하는 차에서였다. 병원 교통사고 환자 이야기가 라디오에서 흘러나왔다. 차가 서 있는데 뒤차가 와서 살짝 받았는데 목이 나갔다는 얘기였다. 범퍼에 흠집이 나지도 않을 정도로 가벼운 접촉사고였지만 이 환자는 목에 심한 부상을 당해 6~7년을 병원에 입원해 치료를 받았다. 이 환자가 이른바 '나이롱환자'일까? 보험회사는 아프지도 않은데 생떼를 쓰는 환자라며 재판을 걸었고, 재판에서 환자가 졌다.

법으로 보면 승자는 보험회사였으나, 골격학을 하는 내 입장에서 보면 그는 정말 환자다. 그처럼 가벼운 추돌 사고에도 목은 얼마든지 심하게 다칠 수 있기 때문이다. 설사 아프지 않은 것처럼 보여도 내상을 입는다. 즉시 목을 관리했다면 7년씩 병원에 있을 리가 없다.

첨단 의료과학 장비로 정밀 검진을 한 결과를 바탕으로 판결을 내렸겠지만 환자는 틀림없이 아플 것이다. 환자는 첨단 의료과학 장비로 드러나지 않는 범주의 내상을 입었기 때문이다. 현대과학의 난점에 대해서는 앞에서도 누누이 설명을 해 다시 부연하진 않겠지만, 현대과학이

불량 뼈대는 만병의 근원 111

짚지 못하는 사각지대는 분명히 있다.

교통사고 환자의 경우 특히 이런 경우가 많다. 가벼운 접촉사고로도 다른 신체 기관에 영향을 미쳐 좋지 않은 질환이 나타날 수 있다. 우리 인체의 206개의 뼈는 서로 유기적으로 연결돼 있기 때문에 어느 한 부위에서의 충격으로 가동점이 이탈되면 그 영향이 도미노현상처럼 미쳐지는 것은 아주 당연한 일이다.

뼈의 밸런스가 깨지는 것은 사소한 안전사고로도 가능하다. 교통사고와 같이 충격이 큰 사고는 의무적으로 병원에서 검사를 하여 어디에 이상이 있는지 알아내려고 한다. 하지만 자신이 감지하지 못하는 사이에 일어난 작은 부딪힘이나 넘어지는 사고가 발생했을 때에는 예사로 넘긴다. 그런데 바로 거기가 질환의 발생 원인이 되기도 한다.

나는 환자들과 상담할 때나 누구와 대화를 할 때 꼿꼿이 앉는다. 자세가 바르면 더 오래 편안하게 앉아 있을 수 있다. 옆으로 삐딱하거나 한쪽으로 기울어진 자세로는 오래 앉아 있지 못한다. 신체의 다른 장기도 불편하여 제 기능이나 운동을 하지 못할 가능성이 많다. 이것이 골격에 대한 대책이 쉽지 않은 가장 근본적인 이유 중 하나다. 이렇게 원인이 감춰져 있으니 병원의 첨단 검사 장비도 헛수고를 하는 것이다.

4. 건강한 몸, 건강한 골격이란?

> **골격은 인체를 지지하고 장기도 보호한다**

건강한 몸은 어떤 몸일까? 내가 볼 때는 아름다운 몸이다. 그럼 어떤 몸이 아름다운 몸일까? 이 대답은 관심 분야에 따라 달라진다. 다이어트 전문가가 보는 아름다운 몸이 다를 수 있고, 성형외과에서 보는 아름다운 몸이 다를 수 있고, 영화감독이 보는 아름다운 몸이 다를 수 있다.

내가 보는 아름다운 몸은 골격이 정正 위치에서 바로 서 있는 몸이다. 사람의 뼈는 신생아일 때는 지지대가 되지 못한다. 성장하면서 뼈가 융합되어 어른이 되면 206개의 완성된 뼈가 되면서 인체의 지지대가 된다. 그런데 뼈는 인체 곳곳에 무질서하게 흩어져 존재하는 것이 아니라, 고층건물을 지탱하는 철근처럼 견고하고 합리적인 구성체인 골격의 형태로 인체를 지지하게 된다.

즉 뼈와 연골, 인대가 삼위일체로 긴밀하게 연결되어 인체의 기본적인 구조인 골격을 이루며, 뼈 및 연골은 관절의 형태로 서로 연결되고, 인대가 이들 관절을 지탱해주게 된다.

골격의 기본을 이루는 뼈는 크게 머리뼈, 척추뼈, 가슴뼈, 갈비뼈와 같은 몸통부분과 어깨뼈, 팔·다리 및 손·발가락뼈, 빗장뼈, 골반뼈와 같은 부속부분으로 나눌 수 있다.

머리뼈는 뇌를 보호하는 중요한 작용을 하며 눈과 귀까지 관장한다. 턱에는 턱뼈가 있어서 입을 벌리고 음식물을 씹을 수 있게 한다.

척추뼈는 위쪽으로 머리를 받치고 아래쪽은 골반과 연결되어 인체를 지탱하며 체중을 하지로 전달하는 기둥 역할을 한다. 척추뼈는 목뼈, 등뼈, 허리뼈, 골반뼈, 미골뼈로 총 33개의 뼈로 이루어져 있다.

또 등뼈는 양쪽에서 12쌍의 반원형인 갈비뼈와 이어지며 흉곽을 이룬다. 갈비뼈의 관점에서 보면 앞쪽에서는 가슴뼈, 뒤쪽에서는 등뼈와 연결이 되는 셈이다. 가슴뼈, 등뼈, 갈비뼈와 가로막으로 이루어지는 원통모양의 가슴 부분인 흉곽은 심장이나 폐, 식도, 위, 간, 신장 등의 기관을 보호하게 된다.

몸통과 팔을 잇는 중간기관인 어깨는 어깨 위뼈, 견갑골, 위 팔뼈인 상완골 등으로 이어진다. 팔뼈는 좌우 양쪽에 64개, 다리뼈는 62개로 이루어져 있으며, 골반뼈는 궁둥이뼈와 엉치뼈, 꼬리뼈 등에 의해 둘러싸여 그릇 모양으로 구성이 된다. 빗장뼈는 흔히 쇄골뼈라 불리는 뼈로 가슴 가운데 있는 흉골과 견갑골을 잇는 S자 모양의 긴뼈 모양을 하고 있다. 그런데 이처럼 많은 뼈들은 인체 내에서 뼈에 붙어있는 근육이 관절의 운동에 대해 지렛대의 역할과 체중을 받쳐주는 지지기능만을 하도록 하는 게 아니다. 뇌나 내장, 척수, 눈 등의 내부 장기를 보호하며 칼슘이나 인 등의 무기질이나 염화물질을 저장하고, 필요에 따라 혈액에 이들 물질을 방출하는 등 무기질을 조절하는 역할을 한다. 뿐만 아니라 혈액 속의 혈구血球가 만들어지는 생혈작용에도 관여를 하는 등 아주 다양한 역할을 한다.

인체 내에서 이와 같이 다양한 역할을 수행하기 위해서 뼈는 아주 정교하게 고안이 되어 있다. 진화론의 관점에서 질병을 바라보는 책을 써서 전 세계적으로 반향을 불러일으킨 〈인간은 왜 병에 걸리는가?〉의 저자인 랜돌프 네스 교수(미시건대학교 의과대학)는 자신의 책에서 사람의 뼈에 대해 다음과 같은 말을 남겼다.

"사람의 뼈는 같은 무게의 철근 기둥보다 더 단단하며, 강도가 요구되는 곳의 뼈는 굵고, 구부러져야 하는 곳의 뼈는 수가 많다. 또 손상되기 쉬운 뼈의 끝 부위는 상대적으로 굵고, 근육의 지레 작용이 증가하는 부위는 볼록 튀어나와 있다. 그리고 정교한 신경과 혈관이 지나가는 통로에는 안전통행을 보장하기 위해 홈이 파져 있다."

기본 골격은 척추를 중심으로 좌우 대칭, 느슨한 S자 모양

인체의 기본 골격을 보면 척추를 중심으로 좌우대칭을 이루며 척추는 느슨한 S자 모양을 하고 있다. 정상적인 사람의 척추형태를 보면 왼쪽과 오른쪽의 양 어깨선이 평행을 이루고, 좌우 골반을 지나가는 선과 무릎이 균형을 이루고 있어 신체의 중심선과 지면이 수직 상태에 놓이게 된다. 즉 몸무게가 신체의 왼쪽과 오른쪽으로 고르게 분산되어 균형을 이루며 안정감을 주어야 한다.

33개의 척추뼈는 옆에서 보았을 때 그 각도가 목뼈는 앞으로 45도,

가슴뼈는 뒤로 35도, 허리뼈는 앞으로 20~40도를 형성하며 활 모양으로 휘어져 있고 스프링처럼 탄력적으로 뼈마디가 연결되어 움직이는 게 정상이다.

척추뼈 사이에는 물렁뼈 형태의 추간판(디스크)이 있어서 체중이 지면에 닿았을 때의 충격을 흡수하는 완충 역할과 척추뼈가 적당한 아치를 형성하게 한다.

어깨 폭을 이루는 빗장뼈는 두개골의 약 3배이며 척추의 전체적인 길이를 보면 성인 남자는 약 72cm, 여자는 남자에 비해 7~10cm 정도 짧다. 남자에 비해 여자는 꼬리뼈가 올라가 있고 골반뼈의 폭이 넓으며, 앞으로 나와 있고 골반뼈가 가슴뼈보다 넓은 것이 특징이다. 그런데 바르고 균형적이어야 할 골격이 부적절한 일상생활로 인해 불균형을 이루면 골격이 비뚤어지고 대칭이 맞지 않게 된다. 그 결과 안정감을 잃고 탄력성을 잃으면서 통증이나 장기의 이상이 나타나게 된다.

어깨 하나를 예로 들어보자. 어깨는 하루에도 3~4천 번가량 사용할 만큼 많이 움직이고 회전도 360도가 가능할 정도로 운동 범위도 넓다. 그러나 안전사고 같은 외상이나 과도한 업무, 컴퓨터·DMB 사용의 증가와 운동 부족이나 잘못 등이 장시간 겹치면 골격 불균형을 초래해 어깨나 목의 통증으로 고생을 하게 된다.

뒤틀고 싶고, 엎드리고 싶고, 턱을 괴고 싶고, 균형이 깨진 상태에서 과도한 장거리 여행이나 운동은 금물이다. 후유증은 신체의 자유로운 행동반경을 빼앗아간다. 이런 무리한 행동이나 생활자세로 인해 앉지도 서지도 못하고 다리 하나도 못 움직이게 되는 경우를 많이 봤다.

5 요람에서 무덤까지 관리하자

고질성 질병 막으려면 종합적인 골격관리가 필요하다

현대인의 삶은 옛 사람과 많이 다르다. 요즘은 많이 먹는다. 고기와 기름진 음식으로 포식을 한다. 그에 비해 활동은 많이 하지 않는다. 나쁜 자세로 텔레비전을 보고 아이들은 컴퓨터에 앉아 있거나 책상에서 공부한다. 좋지 않은 음식은 물론 환경과 수질 오염 등으로 코나 입으로 유해한 요소를 들이마시거나 먹거나 만지며 생활한다.

그러다 보니 듣도 보도 못한 이상한 질환들이 생겨났다. 옛날에는 별 문제가 안 됐던 병들이 요즘에는 안 낫는다. 아니 안 낫는 것이 아니라 사람을 서서히 질병 상태로 몰고 간다.

이런 병들을 문명병이다, 현대병이라고도 한다. 나중에 생겨났으니 원인을 알기도 어렵다. 치료하기도 쉽지 않다. 현대적이고 문명적인 삶을 사는 데 오히려 고질성 질병이 늘어나는 것이 이래서다.

이런 종류의 고질병 원인은 뼈에 있다. 생활 패턴이 현대적인 데서 오는 골격 이상으로 원인도 대책도 없는 병이 생긴다는 뜻이다. 현대인의 생활 방식이 골격에 이상이 가기 쉽고, 그로 인해 나쁜 영향을 받아 여러 가지 질환이 생겨난다.

따라서 우리가 해야 할 일은 정해져 있다. 임산부를 관리하고, 신생아가 태어나는 순간부터 관리해야 한다. 그러면 당장은 몰라도 먼 훗날 온 사회가 건강해질 것이다.

나는 꿈꾼다. 임산부에서부터 신생아까지, 그리고 유아부터 청소년, 중년과 노인에 이르기까지 온 국민이 종합 골격관리 서비스를 받는 나라를.

물론 요원한 일일 것이다. 당장 서양의학이 포기한 여러 고질성 질환자들을 관리하기에도 버겁다. 그렇다고 해도 나는 꿈을 꿀 것이다. 하나씩 차근차근 추진해서 가까이 다가갈 것이다. 시쳇말로 꿈꾸는 데 돈 들어가는 것은 아니지 않은가.

그 꿈이 달성되든 안 되든 분명한 사실은 한 사람의 건강은 엄마의 뱃속에 있다가 세상 밖으로 나오는 순간 거의 결정된다는 사실이다. 자궁에서 빠져나오는 과정에서 여러 질환의 원인이 되는 씨가 뿌려진다는 얘기다. 3·6·8개월의 정기적인 골격검진시스템이 그래서 중요하다.

신생아는 엄마 몸에서 나올 때 평생 건강을 타고 난다

현대인의 두개골은 원시인류보다 커졌다. 두뇌를 많이 쓰면서 다른 포유류 동물들보다 뇌용량이 커졌기 때문이다. 그런데 아기가 태어나는 골반의 터널 크기는 변하지 않았다. 그래서 출산은 산모에게 죽음의 경계를 넘나드는 고통스런 일이다. 제왕

절개수술을 하는 경우를 제외하고는 대부분의 아기가 그렇게 고통스러운 과정을 통해서 세상에 나온다.

골격학을 하는 입장에서 볼 때 아이가 출산 과정에서 겪는 잘못된 고통은 평생 간다. 아이가 나오는 골반 터널이 한순간에 완전한 형태가 되어야 아기가 시원하게 나오는데 그렇지 못하면 아이의 건강을 장담하기 어렵다. 골반이 틀어지거나, 제대로 이완되지 못해 터널이 제구실을 못하면 그 사이를 통과하는 두개골에 나쁜 영향을 주는 것은 분명하다. 그때의 충격이 뼈와 다른 장기, 생체세포에까지 영향을 미칠 수 있다는 의미다.

그런데 이런 고통을 치르고 세상 밖으로 나온 신생아 남아에게 일부 병원에서는 출산 직후 포경수술을 하는 경우가 있다. 신생아 때는 고통을 느끼지 않을 것이라는 믿음에 바탕을 두고 그런 시술을 한다. 하지만 말로 표현하지 못할 뿐, 신생아 때에도 고통을 느낀다. 이는 나뿐만이 아니라 서양 과학자들도 하는 주장이다.

산부인과에서 태아의 머리를 기계로 붙잡아 빼내던 시대를 생각하면 지금도 모골이 송연하다. 태아는 한동안 기계가 붙잡은 자국을 드러낸 채 신생아 시절을 보내는 아이들이 많았다. 자라면서 없어지기는 하지만, 그 충격은 아이의 몸 세포에 내재된다. 그리고 그와 연관되는 자극이 오거나 환경요인이 발생하면 질환으로 진전될 수 있다.

물론 임신 기간 동안 엄마의 섭생도 아주 중요하다. 어떤 음식을 즐겼는지에 따라 체질이 좌우되는 것은 오늘날 상식이다. 술, 담배나 잘못된 약을 먹어 태생적으로 건강이 취약한 채로 태어나기도 한다. 그런가 하면 정서적인 환경이나 주변의 소음, 공해 등 현대문명 때문에 아이의 건강이 문제가 되기도 한다.

이렇듯 산모의 섭생도 중요하지만, 출산 순간이야말로 정말로 중요하다는 것을 강조해 말해둔다. **태아가 엄마의 자궁에서 나오는 순간을 될 수 있으면 아무런 충격이나 자극이 없는 채로 나오게 해야 한다.** 산모를 골격학적으로 관리하여 완전히 정상 골반이 될 수 있게 해야 한다.

그러기 위해서 나는 주부나 일반인들을 위한 생활 골격학 강의를 할 의사가 있다. 골격학 상식이 풍부한 사회가 된다면 많은 사람들이 출생에서 죽음에 이르기까지의 기간 동안 고질적으로 괴롭히는 질병의 고통에서 헤어나올 수가 있다.

6 후진양성과 '한완석 골격학' 프랜차이즈

눈에 보이지 않는 경제적 파급효과 크다

지난 해 신종 플루가 전 세계에 유행했다. 지금은 좀 잠잠해졌지만 신종 플루 유행 이후 사람들의 습관이 달라졌다. 이제는 많은 사람들이 공공장소에 비치된 손 세정제나 손 씻기 권장 문구들을 의식하지 않아도 시설을 이용한 후에는 스스로 손을 씻는다. 재채기나 기침을 할 때는 수건이나 휴지 등으로 손을 가린다. 신종 플루가 유행하기 이전에 비해 국민들의 건강 상식과 습관이 크게 향상됐음을 보게 된다.

건강생활 계도가 잘 되면 사회적인 비용을 대폭 줄일 수 있다. 철저한 손 씻기나 마스크 착용 등으로 신종 플루 백신, 치료제 등을 공급하는 비용, 아파서 일하지 못하는 비용, 치료비 등 천문학적인 돈을 줄일 수 있는 것이다.

신종 플루를 예방하는 것만으로도 이처럼 경제적 효과가 큰데 하물며 중증의 고질적인 병은 어떨까? 못 고치는 병을 예방하고 치료할 수 있는 교육과정의 개설이 절실한 이유가 바로 여기에 있다.

나는 그동안 한완석의 골격학을 배우고 싶어 하는 지망생과 교육 관련 전문가로부터 교육과정 개설 제안을 많이 받아왔다. 나 역시 골격학이 전 지구를 구할 수 있는 치료법이라는 생각을 갖고 있고, 어떤 식으로든 보급할 생각을 갖고 있었던 것도 사실이다. 의료 전문인의 교육도 중요하지만, 임산부와 신생아에 대한 골격학적 관리도 이뤄진다면 우리나라 국민만이 아닌, 지구인들의 기초건강을 굳건히 하는 데 아주 바람직한 일이라고 생각한다.

미국은 1970년대에 암과의 전쟁을 선포했다. 우리나라도 1990년대에 암과의 전쟁을 선언한 적이 있다. 요즘도 전 세계는 암 외에도 병명 모를 질병과의 전쟁을 위해 엄청난 돈을 쏟아 붓는다.

나는 그렇게 쏟아 붓는 돈의 100분의 1, 아니 천분의 1만 골격학에 투자해도 암과 각종 고질병들에 대한 예방과 관리가 가능하다고 본다. 경제학에서 말하는 저비용 고효율 구조다. 골격학 교육은 눈에 보이지 않지만 이런 경제적 파급효과를 기대할 수 있다. 이것이 골격학 교육이 반드시 이뤄져야 한다고 주장하는 나의 근거가 된다.

나는 서양의학이 포기한 병명 모를 질환자의 65~80% 정도를 고칠 수 있는 기술이 있다. 여기서 제외한 35%에서 20%의 질환은 신이 강림하여도 불가항력인 경우다. 외과 수술을 하여 돌이킬 수 없거나, 기타 처방으로 회복 불능의 상태가 되었다면 안 되는 것이다.

내 골격학에 관심을 보이는 한의사나 정형외과의 등 서양의사들이 많다. K의대의 어느 교수는 내 골격학을 박사학위 커리큘럼에 포함시키는 문제를 의논했고, 논문을 쓰겠다고 말하기도 했다. 뜸이나 침, 접골 등 전통의학 치료사들도 골격학을 경험하고 난 뒤에 배우고 싶어 하는 경우도 많다. 그래서 나는 골격학 관리 노하우를 전수할 수 있는 방안을 적극 검토하고 있다.

전세계에 보급하고 싶은 골격 관리학

첫 책에서 이미 소개했던 것처럼 골격학을 전수할 수 있는 기관 설립의 뼈대는 서 있다. 친분이 있는 교수가 큰 그림을 그려준 대로 후진양성을 위한 여러 프로그램을 놓고 고심하고 있다. 2년, 3년, 4년 등 소정의 교육과정을 거쳐 골격학을 터득한 후진들이 전국에 '한완석' 이라는 타이틀을 걸고 골격원의 문을 여는 그림을 그려본다. 우리 사회가 얼마나 건강해질까? 고용 없어 고민인 시대에 새로운 고용창출도 기대하고 국민의 복지생활에도 크게 기여하는 바가 클 것이 확실하다.

주부나 일반인을 대상으로 한 골격학 교양강좌 개설도 고려중이다. 골격학 상식, 예를 들어 골격에 좋은 운동법, 활동법, 생활법 등을 가르치고 계도하고 싶다. 신종 플루를 예방하기 위해 손 씻기를 생활화해 본 경험이 있으니 우리 국민들의 골격학에 대한 이해와 적응도 어렵지 않다고 본다.

강좌를 통해 특히 강조가 될 사항은 안전사고다. 안전사고는 어린이가 성장하면서 겪는 사소한 일쯤으로 여기는데, 가벼이 볼 일이 아니다. 내 경험으로 보면 안전사고가 상당히 많은 사람들이 앓는 고질성 질환의 원인이었다.

안전사고를 소홀히 여겨 골격균형이 깨지고, 그것이 다른 장기나 신경, 혈관 등의 기관에 나쁜 영향을 미친다. 안전사고에 대한 교육만 돼 있어도 고질성 질병을 예방하는 데 큰 도움이 된다.

교양강좌로 골격학에 입문한 주부나 일반인 중에는 전문가 과정으로 승급하는 경우도 있을 것이다. 전문가 과정을 마치고 골격학 전문가가 된다면 평범한 주부나 일반인이 성공적인 자기계발을 했다는 평가를 듣지 않겠는가?

학령기를 넘긴 일반인이나 주부에게 의과대학이나 한의과대학의 문은 닫혀 있다. 장기간의 학업과 수련의 과정을 거쳐 의사와 한의사가 되기도 쉽지 않다.

골격 전문가 교육은 시장경제 원리에 따른다. 교육을 받고자 하는 사람, 즉 수요가 있기 때문에 강좌 개설을 생각한다는 얘기다. 정형외과의사나 한의사, 혹은 접골이나 마사지, 카이로프랙틱 등 뼈를 다루는 여러 분야의 사람들이 그런 뜻을 보였다.

어떤 전문가는 노골적으로 "환자 고치는 방법 한 가지만 가르쳐 주시겠습니까?"라고 말하기도 했다. "침으로 고치든, 무엇으로 고치든 한 가지만 비술이 있으면 됩니다."라는 것이었다.

거절했다. 그 한 사람만을 가르쳤을 때 뒤따르게 될 부담이 적지 않았다. 골격학을 가르치려면 교육과정을 정확히 설계하고, 이수한 뒤의 과정까지 고려해야만 했다.

그 사람한테는 미안한 일이다. 하지만 내 스스로 만족스럽지 못한 교육은 하고 싶지 않았고, 가볍고 값싸게 교육을 해서도 안 된다는 것을 다시 한 번 확인했다. 골격학은 내 인생을 건 비밀스런 치료 노하우이거니와 지구촌의 온 인류를 구할 수 있는 비기다.

  작은 특허기술 하나로도 세계를 쥐락펴락할 정도로 엄청난 부를 이루는 세상이다. 원대한 꿈을 꿀 수 있는 기반은 충분하다. 다만 나는 값싸게 내가 가진 기술을 팔고 싶진 않다. 뜻을 같이 하는 사람들과 참살이를 위한 한완석 골격학 공동체를 만들고 그 안에서 후진 양성을 위한 하나의 학문으로 탄생시켜야 하지 않을까 싶다.

7 어설픈 흉내는 몸에 오히려 독毒

기술은 함부로 따라할 수 없다

"환자의 건강을 위하여 따라하거나 일부분이라도 흉내 내지 말며 바른 자세는 곧 건강의 길입니다."

골격원 벽에 붙어 있는 당부의 글이다. 이 글을 붙인 데는 이유가 있다. 우리나라 사람들은 모방의 천재다. TV 뉴스를 보다보면 "진품이라면 한 개에 1천 만 원이 넘을 정도의 초고가 제품들이지만 서울 동대문과 이태원 등에서 이른바 짝퉁 명품으로 개당 20만 원가량에 팔려나갔다."는 아나운서 멘트와 함께 이태원이나 동대문 시장에서 적발된 짝퉁 명품 가방들이 카메라 렌즈에 좌르륵 포착된다. 단골로 등장하는 화면이다. 짝퉁 명품은 진품 뺨치는 정교한 솜씨에 해외 명품 숍처럼 AS 관리까지 해주고 있다.

눈썰미와 손재주가 있어 마음만 먹으면 바로 따라할 수 있는 민족이 우리 민족이다. 하지만 이를 공산품이 아닌 사람의 몸에 적용시키면 정말 큰 일이 날 수 있다. 사람 몸은 공산품이 아니기 때문이다.

같은 질병이라 해도 병이 난 원인은 천차만별이다. 척추나 고관절이 휘었다 해도 휜 각도와 cm가 다르고 휜 여파가 미치는 범위도 다르다.

그리고 대개의 환자는 복합체질로 병이 나 있기 때문에 먼저 어느 부분을 처치하고 나중에 해야 할지도 다르다. 그런데 이를 제대로 알지도 못하고, 정확한 진단이나 원칙 없이 어설프게 어깨 너머로 훔쳐본 기술을 흉내 내고 따라한다면 아예 안 하느니만 못한 결과를 초래할 수 있다. 그래서 골격원 벽에 간곡하게 환자의 건강을 위하여 따라하거나 일부라도 흉내 내지 말아야 한다고 당부를 하고 있다.

모 사장의 사례를 들어보면 내가 하는 말의 의미를 좀 더 확실하게 깨달을 수 있다. 목과 어깨가 아파서 잠을 못 자던 50대 중반의 사장이었다. 골격원에서 관리를 받고 나아서 자기생활로 돌아갔다. 그런데 몇 개월 만에 와서는 "아프다."며 몸을 달달거리며 앉지도, 서지도, 눕지도 못했다.

"왜 이렇게 됐냐?"고 물었더니 "밤에 부인에게 내가 했던 동작을 해보라고 시켰다."는 것이었다. 부인이 정확히 알지도 못한 채 몸을 누른 것이 화근이 되었다. 문제는 여기서 그친 게 아니라, 마사지까지 받았다는데 있었다. 바로 오려고 하다가 부인이 함부로 만진 게 알려지면 나한테 듣기 싫은 소리를 들을까봐, 통증을 완화시키고 마사지 잘 한다고 소문난 곳을 찾아가 마사지와 물리치료를 받았다고 했다. 나름대로는 방법을 줄여 오려고 했다.

그런데 여기서 뼈 여섯 마디를 잘못 눌러서 환자는 앉지도 눕지도 못하게 된 상태가 되었다. 아프다고 해도 누르면 안 되는 지점이 있는데 이곳을 잘못 건드려 아예 몸이 더 망가져서 온 것이었다.

기계든 뭐든 망가진 것을 고칠 때는 원인을 알고 고쳐야 한다. 무작정 뜯어 놓고 나면 나중에 조립하기도 어렵다. 기계는 규격품이니 어떻게든 꿰어 맞추면 들어갈 수 있지만, 인체는 다르다. 병이 난 인체는 이상이 생긴 부위가 다 같지 않다.

케이스 바이 케이스로 다르기 때문에 일률적으로 만질 수가 없다. 그래서 환자가 오면 첫째, 진단을 하고 둘째, 뼈가 약한지, 건강한지를 먼저 파악한다. 그런 다음 관리에 들어가게 된다. '내가 이렇게 하더라.' 해서 그것을 흉내 내서는 안 되는 이유가 바로 이것이다. 이번에는 내가 이런 이유로 이렇게 관리를 했지만 다음에는 저런 이유로 저렇게 관리를 하게 된다. 매번 같지가 않다. 그런데 이런 원칙을 모르고 무작정 누르기만 해서 되겠는가? 뼈의 변형에 따라 계속 바꾸어 나가야 된다.

다시 이야기로 돌아가자. 그 사장님은 너무 아파했다. 그래서 관리를 한 후 화가 나서 "항생제를 제일 센 것으로 드세요." 했다. 그랬더니 "항생제는 이미 먹었어요." 했다.

환자들로 바쁘기 그지없는데, 안 가도 될 내 손길이 더 가야 할 일이 생기면 나는 열을 받는다. 이번 케이스도 그런 것 아닌가? 그러나 다음 순간 나는 마음을 고쳐먹고 내가 만든 제품을 주었다. "이거 드시고 집에 가면 가만 누워 계세요." 했다. 사장은 그 다음날 얼굴이 환해져서 들어왔다. "어떠세요?" 물을 것도 없었다.

관리를 받기 위해 누워 있으면서 사장님은 "오늘 같으면 살겠다." 고 했다. 관리가 끝난 후 "좀 나아졌다고 돌아다니지 말고 당분간 집에 누워 있으세요." 했더니, "어느 안전이라고 말을 안 듣겠습니까?" 하고 갔다.

이 사례의 경우 그래도 뼈가 부러지지 않아서 천만다행이었다는 것을 행운으로 생각해야 될 사례에 속한다.

8 이론을 뛰어넘는 **실전 기술**이 필요하다

아무나 뼈를 만지는 건 위험천만

〈파스타〉라는 드라마가 인기를 끌었다. 이탈리아의 대표적인 요리인 파스타는 종류만도 수백 가지라고 한다. 파스타 전문 요리사를 꿈꾸는 여주인공이 이태리 식당에 주방보조로 취직해서 겪는 일과 사랑과 꿈을 담고 있는 드라마였다.

'봉골레 파스타' 한 접시를 만들기 위해 여주인공이 거쳐가는 과정은 험난하다. 홍합이나 조개 등 재료의 밑 작업 훈련은 기본이고, 올리브오일에 살짝 볶은 조개의 탱탱한 질감과 짭조름한 맛, 향을 살리기 위해 여주인공은 프라이팬에 동전을 넣고 흔들며 위 아래로 뒤집는 과정을 수십 차례도 더 연습을 했다. 잡냄새가 없는 관자 구이를 만들기 위해 '버럭' 쉐프에게 거듭되는 퇴짜를 맞아가면서도 군소리없이 "예, 쉐프 다시 할게요."를 반복했다. 싫은 소리를 들으면서도 몇 번이고 같은 요리를 하는 여주인공이 애처롭기까지 했다. 이런 과정을 거쳐 비로소 전문 요리사가 태어난다는 것을 암시했다.

뼈를 만지는 것도 이와 같다. 간단한 것 같지만 결코 간단하지 않다는 것을 알아야 한다.

덥석덥석 해서는 큰 일 난다. 신중에 신중을 거듭해야 한다. 지금도 그렇지만 나는 발목을 다친 사람을 보면 가장 먼저 뼈에 금이 갔는지부터 확인한다.

뼈에 금이 가거나 부러진 사람은 인대가 튀어나온 사람보다 더 가동점^{可動點}이 떨어지는데 환자가 심한 엄살을 부리는 일도 있어 이런 것까지 감지해내는 관찰력과 감^{感}이 있어야 한다.

문제가 된 뼈가 어떻게 변해 있는지가 범위다. 허용치의 가동점을 약 1.5~2cm 정도 이탈한 뼈는 인대가 늘어나는 등의 문제를 일으키게 되어 있다.

디스크에 걸렸거나 팔이 빠지거나 삐면 충격으로 인해 인대에 문제가 생기게 된다. 한 번의 충격에 의해 그렇게 된 것이 아니라, 대개는 문제가 누적되며 불완전한 상태에 놓여 있다가 갑작스런 충격에 의해 가동점을 벗어나 탈골이 되는 것이다.

가동점을 벗어난 간격만큼 통증이 심하고 부종이 오며 지지가 되지 않는다. 탈골 관리를 하면 낫게 된다. 그런데 이런 과정은 말로 하면 간단하고 쉽게 들릴지 모르나 하루아침에 통달되는 것이 아니다.

믿지 않을지 모르겠지만 서양의학의 의서에도 없는 골격에 대한 나의 연구는 어린 나이부터 시작했다.

'사람을 놓고 연구하면 답이 나오느니라.'

의인이셨던 할아버지의 영향으로 어렸을 때부터 인체 골격에 대한 알 수 없는 호기심과 궁금증, 몸이 기울어지고 다리를 절며 허리가 굽은 불쌍한 사람들을 내 힘으로 고쳐주고, 그래서 돈을 벌고 명예를 얻어 세계를 지배하는 사람이 되고 싶다는 당돌한 생각뿐이었다. 그리고 꼭 그렇게 될 거라는 확신이 있었다.

정상과 비정상의 골격과 외형의 형태를 목격하며 골격의 구조에 대해 눈을 뜨기 시작한 나는 골격은 척추 따로 다리 따로 발 따로가 아니라는 것을 열세 살 때 깨달았다. 척추에 문제가 생기면 다리에도 문제가 생기고 다리에 문제가 생기면 발까지 잘못된다는 것을 알게 된 것이다.

동네 병원을 자주 찾아가 해부도를 보면서 뼈의 구조와 생김을 유심히 살펴보기도 했고, 20대 초반에 돼지 뼈를 놓고 연구를 하면서 인체의 골격과 뼈에는 가동점이 있다는 걸 확인했다. 관절이나 뼈가 어느 정도까지가 이상한지도 찾아냈다.

또 충격으로 한 번 원래의 위치를 이탈한 뼈는 자리를 잡아줘도 금방 제자리로 돌아가지 않는다. 그래서 이탈한 뼈가 제자리를 완전히 잡을 때까지 지속적인 관리를 해줘야 한다. 나이에 따라서 관리 기간은 차이가 난다. 연령이 증가할수록 시간이 많이 걸릴 수 있다.

주방 보조자가 오랜 시간 경험을 쌓고 숙련이 되면 전문 요리사가 되듯 뼈를 만지는 일도 세월이 쌓아주는 숙련의 시간이 필요한 법이다. 통달하기까지 많은 경험이 필요할 뿐 아니라 이에 더해서 감感도 발달을 해야 한다.

> **단순기술은 위험,
> 이론을 뛰어넘는
> 실전기술이 노하우**

내가 하는 골격학은 마사지나 지압, 카이로프랙틱과 다르다. 손과 발 등 몸을 사용해 하는 것이란 점에서는 같을지 몰라도 원리와 깊이는 다르다. 지엽만 관리하는 것이 아니라 근본을 관리한다. 지엽을 관리 받았을 때는 처음엔 좋아지는 듯하지만 얼마 지나면 다시 아파진다. 그래서 지엽이 아닌 근본을 관리해야 하며 소극적인 상태에 머무르는 게 아니라 근본을 찾아 적극적인 관리를 해주어야 한다.

근육이 아플 때 마사지나 지압을 받아 당장은 해결할 수 있다. 그런데 만일 뼈의 원리를 깊이 있게 깨닫지 못한 사람이 잘못 몸을 만지게 된다면 호미로 막을 것을 가래로도 못 막게 되는 우를 범할 수도 있다.

첫 번째 책이 출판되고 나서 사람들이 내게 하는 단골 질문이 있다.

"원장님의 방법을 집에서 손으로 할 수 있는 방법이 없나요?"

"책에 모든 사람이 배울 수 있는 방법을 넣어주세요."

어제도, 오늘도 나는 그런 전화를 받는다. 그런데 나는 내 책에서 이만큼만 원리를 넣어도 엄청난 것이라고 본다. 내 책을 읽은 독자들이 기술은 눈으로 읽어서 되는 것이 아니란 걸 알게 된다면 그것만으로도 큰 성과라고 본다.

지금까지 시중에 나와 있는 무수한 책들을 보면 집에서 할 수 있는 '자가 치료법'이 꼭 들어 있다. 머리가 아플 때, 허리가 아플 때, 등이 아플 때 등 증상별로 나눠서 이렇게 저렇게 하라고 되어 있다.

이 대목에서 내가 한 가지 질문을 하자면, 만일 무수한 책들에 나와 있는 자가 치료법들이 성공했다면 내게 와서 질문할 필요가 있을까?

내가 이럴 땐 이렇게 하고 저럴 땐 저렇게 하라고 손으로 할 수 있는 방법을 그림이나 사진으로 넣는다 해도 환자는 모두 아픈 증상이 일정하지 않고 원인에서도 차이가 나기 때문에 그건 단순하기 그지없는 일률적 방법밖에는 될 수 없다. 단순기술은 도움도 안 되고 위험하기 그지없다.

지금까지 사람들이 접한 것은 그랬다. 그런데 골격학을 정말 배워서 사용하고 싶다면 내 강의를 일정 기간은 들어야 한다. 강의를 듣고 원리를 깨달은 후에 방법을 구사한다면 그때는 도움이 되고 유용하다. **첫째도 둘째도 원인을 알아야 병을 고칠 수 있다.**

강남 사람이 강북에 있는 정릉이라는 동네에 간다고 가정해 보자. 정릉을 가본 사람은 어디로 어떻게 해야 잘 갈 수 있는지 판단이 선다. 그런데 한 번도 가보지 않은 사람은 정릉이란 동네만 보고 간다고 했을 때 어디로 어떻게 가야할지 두서를 모르고 헤매게 된다.

책에서 배운 것은 교과서적인 학문을 배우는 것이다. 기술을 익히려면 실전을 통해서 배워야 한다. 내가 책을 쓰는 이유는 이것이다. 실전 이전에 이론이 깔려야 기술을 배울 수 있다. 기술을 배울 수 있는 베이스는 알려주되 주된 방법인 기술은 눈으로 읽어서는 되지 않는다. 이것을 깨닫는 것만으로도 많이 배우는 것이다.

실전이 긴요하고 필요하다면 내 강의를 통해서 제대로 배워야 할 일이다.

9. 골격학의 외연 확대를 위한 탐색

골격학은 카이로프랙틱을 뛰어 넘는 영역

환자도 시대에 따라 바뀐다. 30~40여 년 전에는 외상환자와 감염성 질환자가 많았으나, 요즘에는 암이나 퇴행성 질환자가 많다. 패스트푸드와 영양과다, 운동부족, 환경문제 등으로 당뇨와 고혈압 등이 환자의 대세를 이루고 있다. 그래서 이제는 약물이나 수술로 해결하는 것만이 능사가 아니라는 사실이 드러나고 있다.

나는 이런 예상을 하고 35년 전부터 골격학을 터득했다. 병명을 몰라 치료받지 못하는 의료 사각지대의 환자들을 골격학으로 관리해왔다. 나의 골격원은 환자들이 병을 고칠 수 있는 마지막 비상구였다. 이곳, 저 곳을 돌며 치료책을 찾았던 팔방미인격의 환자들이 기적처럼 증상을 관리받고 갔다.

하지만 골격학은 아직도 우리 사회의 의료체계에서 정식으로 초대를 받지 못하고 있다. 나를 경험한 환자들과 가까운 일가들의 입을 통해서 알려졌다. 동창회나 친목 모임 몇 군데서 병 자랑을 하면 내 명함을 받는 경우가 있을 것이다. 나를 알고 있는 사람들에 의해서다. 그렇다고 내가 명함을 가지고 다니면서 광고를 해달라고 부탁한 것도 아니다. 고질병에 시달리던 환자가 그 고통에서 벗어난 것을 보고 따져들다 보면 내 이야기가 나오고, 그렇게 주변 사람들에게 전파되면서 하루에 수도 없이 많은 환자를 관리하는 수준에 이르고 있다.

또 하나 재미있는 것은 누구든 관리를 받은 후에는 명함을 스스로 챙기는 것을 필수로 생각한다는 점이다. 좋은 것은 알려야 되고 따라서 후계자를 양성하라는 권유도 쇄도하고 있다.

서양에서도 골격학과 비슷한 맥락의 치료법들이 있다. 현대의 대표적인 만성질환들이 적절한 관리를 통해 정상생활을 할 수 있다. 나는 미국 LA에 가서도 그런 분위기를 실감했다. 뼈 관련 분야를 다루는 학교가 있다고 해서 가보기도 했다. 뼈라면 세계에서 독보적이다 자부하고 있어, 미국의 학교에서 강의를 할 수 있는지도 알아보았다.

그러자 나와 이야기하던 사람이 말하기를 그 학교가 카이로프랙틱을 가르친다고 했다. 알고 보니 미국에서는 카이로프랙틱 과정을 6년 동안이나 공부를 했다. 이론과정이 5년이고 실습이 1년이었다. 그런데 나는 이론과정 5년과 1년 동안의 실습 과정을 아직 납득하지 못하고 있다.

미국은 의료선진국이니 그만한 이유가 있겠지만, 인체를 다루는 의인들이 실제 체험을 충분히 못한다는 것은 아무래도 옳은 일이 아닌 것 같아서다. 이론도 중요하지만 실습은 그 이상 더 중요하다. 환자의 몸을 망치는 시행착오는 있어서는 안 된다고 본다.

이런 교과 과정의 문제 때문일까? LA쪽 소식통에게 들으니 교재도 없는 나라에서 카이로프랙틱을 무분별하게 모방하고 있다는 비판이 텔레비전에서까지 제기됐다고 한다. 미국이라면 그것을 배워가는 로

열티를 지불할 것인데 그렇지 않았다는 얘기였다.

당시 LA에서 카이로프랙틱을 제대로 배운 한인은 오○○ 박사 한 사람이라는 얘기도 들었다. 미국에서 박사 학위를 이수한 사람이니 뼈를 전공하는 사람끼리 만나보라고도 했다. 하지만 일정이 안 맞고 또 오 박사와 의견이 다른 것도 있어 만나지 않았다.

무지의 사람에게 자가 치료법은 어불성설

뼈에 관해 의견이 달랐던 결정적인 것은 오○○ 박사가 출연했던 라디오 방송을 듣고서였다.

어느 날 승용차를 운전하고 가는데 라디오 방송에서 오 박사가 출연해 인터뷰를 하고 있었다. 진행자가 "모든 사람이 원하는 질문이라면서 집에서 혼자 할 수 있는 방법이 있습니까?" 하고 묻자 오 박사는 "물론 있다."고 방법을 일러주었다.

솔직히 나는 그 방송을 듣고 오 박사를 만나 볼 마음을 접었다. 그 이유는 '자가 치료' 부분에 대해서 나는 문제가 있다고 보는 사람이기 때문이다.

뼈를 잘 안다고 하는 전문가도 쉽지 않은 일인데, 하물며 뼈를 전혀 모르는 비전문가에게 일러줌에랴. 몸이 불편한 상태에 있을 때 가장 기본적인 것이 이 사람의 경우 어디가 안 좋아서 아픈지 정도는 최소한 확인을 하고 누르라고 해야지 무조건 누르라고 하는 것은 아니지 않을까?

환자 스스로에게 눈으로 보여주며 자기 뼈나 근육을 누르거나, 마사지를 하라고 해도 정확히 못하는 경우가 많다. 그런데 라디오에서, 혹은 책에서 "어느 부위를 어떻게 하라."고 설명하는 것이 과연 가능한 것인가?

사람은 백인백색이다. 키 크기가 다르고, 뼈대와 근육도 길고 굵거나 짧고 가늘 수 있다. 뚱뚱한 사람과 마른 사람의 위치를 어떻게 일반론적으로 보편화해서 말할 수 있는가? 아픈 증상도 체형의 변화에 따라 다르게 아프고 병이 만들어진 원인과 부위에 따라 대처하는 방식도 다르다.

그러니 자가 치료를 할 생각이 있다면 최소한의 소양교육이라도 받고 나서 하라고 권해야 옳다고 본다. 그런데도 오 박사는 방송에서 그런 말을 하지 않았다.

그리고 얼마 후 나는 오 박사를 만나게 됐다. 한국에 들어와서 카이로프랙틱 특강을 한다는 말을 듣고 기꺼이 수강신청을 했다. 둘째 아들에게도 미국에서 개발한 뼈 학문이라는 것을 알게 해줄 겸 해서 함께 듣기로 하고 상당한 수강료를 지불했다. 강의 기간은 6일이었는데, 역시 강의는 내 생각과 많이 달랐다.

강의시간에 아들은 마루타가 될 작정을 하고 실습 대상이 되어 나오라면 서슴없이 앞으로 나갔다. 그런 경우 교육생들과 함께 이 대상자를 놓고 수강생이 함께 탐구하고 토론하는 것이 좋다. 그런데 오 박사는 그러지를 않았다. 함부로 만지다가 다칠 수 있으므로 바이브레이션 식으로 살짝 왔다갔다, 진동만 느끼게 했다. 내가 보기에는 핵심이 빠져 있었다.

사람마다 증상이 다 다르기 때문에 일률적인 바이브레이션 마사지로는 결코 될 수 없는 일이다.

사람들에게 어디가 아픈지를 정확히 체크해주고, 그럴 때 어떻게 하라고 해도 많은 부분에서 틀릴 수가 있는데 이런 과정 없이 테크닉만 알려주는 것은 전문가로서의 할 일이 아니라고 본다.

물론 이론과정 5년과 1년 실습과정을 단 며칠 만에 요약해서 전수해주는 것은 불가능하다. 그래서 오 박사는 딱 그 날짜만큼만 가르쳐주었는지 모른다.

하지만 뼈에 관한 한 나 역시 박사급이라고 자부한다. 학위를 받진 못했지만 명장 반열에는 낀다고 본다. 하나를 말하면 10가지를 터득할 수 있다. 인연이 닿는다면 나중에라도 그 분과 골격, 혹은 뼈에 대해 진지한 대화를 나눠봤으면 한다.

그렇게 짧은 교육을 통했건 아니면 제대로 공부를 했건 간에 환자들이 카이로프랙틱 요법을 경험하고 있다. 예전에는 척추디스크 환자를 고치는 추나요법이라고 알려졌다가 요즘에는 정골요법이라는 표현을 많이 쓰고 있다.

카이로프랙틱이라는 말은 그리스어에서 나온 말이다. 손을 뜻하는 '카이로(cheir)'와 치료를 뜻하는 '프랙틱스(praxis)'의 합성어다. 치료 개념은 고도로 숙달된 치료사의 손으로 척추의 비정상적인 배열을 교정하고 신경이 눌려 있던 부분을 풀어줄 수 있다고 본다. 또 관절과 근육 속의 감각수용체와 기타 인체 내의 감각 수용체의 통증에 대한 감각을 무디게 할 수 있다고 본다.

개념적으로 나의 골격학과 맥락이 닿는 부분이다. 재미있는 것은 이 치료법을 우리 사회 일각에서 의료체계에 포함해야 한다는 의견이 제기되고 있다는 사실이다.

"우리 것이 좋은 것이여!" 환자들의 통쾌한 경험에 의해 입증된 사실이다.

"가장 한국적인 것이 세계적인 경쟁력이 있다!"

어디선가 이런 울림소리를 듣는다. 우리 전통을 근간으로 한 골격학이야말로 의료체계에 포함되어야 할 것이라고 여긴다. 미국에서 시작되고 로비력이 있다고 하여 그쪽 것만이 의료체계에 포함되는 일이 일어나는 불상사는 없었으면 한다. 분명한 것은 의료소비자의 입장에서는 선택권이 제한적이라는 사실이다.

아마도 그런 이유 때문에 마사지 업종에 종사하는 분들이 골격학에 많은 관심을 보이는 것 같다. 아직 교육시스템을 완비하지 못해 교육하지 못하고 있으나 기회가 있을 것이다.

병원이 포기한, 병명이 뭔지도 모르는 환자들이 선택할 의료시장이 부족하다. 의료소비시장의 패러다임이 바뀌고 있다고 할까?

재미있는 일화 한 가지를 소개하고 싶다. 한 번은 미국의 한 의학박사가 찾아온 적이 있었다. 소문을 들었다면서 미국에 있는 자신의 병원에 와 줄 수 없느냐는 것이었다. 자신의 병원에도 아픈 환자가 많지만 마땅한 치료법이 없어 고민이 크다고 했다. 나는 물어봤다.

"박사님, 의료의 사각지대가 있습니까?" 그러자 통쾌한 대답이 돌아왔다.

"아아, 있지요." 그 대답을 듣고 내가 말했다.

"감사합니다. 무면허자인 저에게 이렇게 엄청난 기회를 주시려고 해서…. 하지만 저는 미국, 영국뿐 아니라 세계로 진출할 생각입니다. 각 나라에 의술을 팔러가야 될 시점이기 때문입니다."

그러자 그 의학박사가 말했다.

"가능합니다. 맞습니다. 예전에 영국에서 실제 있었던 일입니다. 어떤 사람이 정부기관에 편지 봉투를 하나 들고 와서 '이 속에 장수의 비결이 있다.' 면서 정부와 흥정을 하는 사이 한 부호가 나서서 그것을 덥석 샀다는 일화가 있습니다. 편지 봉투를 뜯어보니 '소식해야 장수한다.' 는 말이 들어 있어 무척 허탈해 했다고 합니다. 그런데 원장님은 실전 기술이 있으니까 꼭 인정을 받을 수 있을 겁니다."라고 말했다.

물론 듣기 좋으라고 한 말이었는지도 모른다. 그러나 그 말을 들었을 때 무척 기분이 좋았었다.

> 병은 수만 가지이지만 하나로 통합을 하면
> 귀결점은 골격으로 모아진다.
> 현대인의 수많은 질병은 뼈가 변형되어 생겨난
> 결과물이라고 해도 과언이 아니다.

chapter 04

물려받은 사명, 한완석의 골격학

나를 키운 8할은 조부님이다.
"세계를 지배할 팔방미인이 되거라.
병으로부터 만인을 지킬 수 있는 재주만을 공부하거라."
의업을 이으라는 뜻으로 남기신
이 말씀은 아직도 귓가에 쟁쟁하다.

1 인사동, 동대문 **고서원**을 무시로 찾으며 **비법 연구**

'기집년 되게
건방지네'
험한 욕 듣기도

병을 치료하는 의사나 전통요법을 쓰는 의인들이라면 약에 관심을 갖기 마련이다. 치료제로도 쓰고 치료를 위한 보조제로서도 쓸 필요가 있다. 한 사람의 의인으로서 나 역시 직접 적이든 보조적이든 관리의 수단이 되는 제품은 요긴하다. 수많은 고질병 환자들을 치료하다 보니 제품을 직접 만들어 쓸 필요성을 절감할 때가 한두 번이 아니었다.

그래서 시가媤家가 있는 경남 진주의 깊은 산골에 제품을 할 수 있는 시설을 구비하고 만족스럽지 못하나마 내 약을 만들어 쓰기로 했다.

약초와 효능에 대해서 체득하고 있어 좋은 제품을 만들 자신이 있었다. 네댓 살 때부터 고향 마을에서 의인醫人이라는 소리를 듣던 할아버지를 따라 들로 산으로 다니며 약초와 약에 대해 깊은 영감을 받고 자랐기 때문이었다.

제품을 만들기로 하자 할아버지에게 듣고 배웠던 약초에 대한 기억이 새록새록 살아났다. 〈동의보감〉을 비롯한 옛 의서들을 뒤지는 한편 제품 만드는 법을 나름대로 연구했다. 여러 경로를 통해서 수소문하면서 독학을 했다.

그러나 막상 제조를 하려니 한계가 드러났다. 재료에서 나오는 독성 때문에 만드는 작업이 여간 험한 것이 아니었다. 가마솥에 끓이는 제품을 젓는 중에 재료의 독소를 쐬어 중독사고가 날 수도 있고 약성분을 정확히 추출해 내는 기술적인 부분도 취약했다.

좀 더 정교하게 만드는 과정을 보완할 필요가 있었다. 전문가를 찾아 진주로 모셔가거나 내가 직접 배우기로 결심했다. 안전한 제조방법을 찾고 생산성을 높일 수 있다면, 그리고 효능을 극대화할 수만 있다면 큰 비용이 들더라도 감수할 생각이었다.

제품을 만드는 비법을 찾아내기 위해 다방면으로 수소문했다. 옛 의서에 혹시 기록이 있을까 싶어서 청계천과 인사동 등의 고서점을 무시로 찾았다. 경동시장에도 이따금 들러서 기술을 보유한 전문가가 있는지 물어보았다.

그렇게 전문가를 찾고 다니던 어느 날이었다. 그날도 나는 둘째아들과 함께 서점에 들렀다. 내가 필요한 책이 나와 있는가 싶어 서점 주인에게 물어보았다.

"무슨 무슨 약재를 다룬 고서가 있을까요?"

그런데 서점 한쪽에서 "허참, 그 기집년이 되게 건방지네?" 하는 소리가 귀에 들어왔다. 말한 사람을 쳐다보니 나이가 지긋한 노인이었다.

여자는 나뿐이었다. 혼잣소리를 하는 것이라면 모를까, 이것은 내게 하는 소리였다. 얼굴에 불을 지피는 것처럼 뜨거워졌다. '혹시 내가 책을 고르는 중에 앞을 막아서 실수를 했던 것일까?' 서두르다가 그럴 수도 있었을 것 같았다.

하지만 아무리 그렇다고 해도 그렇게 험한 말을 하는 것은 예의가 아니었다. 나도 새파란 아가씨가 아니라 나이가 든 여자였다. 게다가 옆에는 다 자란 아들까지 있었다.

노인은 내 시선을 의식했는지 서점 주인에게 중국에서 나온 어느 의서 몇 번 책에 있다며 일러주었다. 서점 주인은 그 책이 있다며 책을 찾아 나에게 보여주었다.

그런데 책방 주인이 내온 고서를 보니 내가 원하는 내용이 없었다. 나는 만드는 과정을 원했으나 그 책에는 만드는 과정은 빠지고 제품을 만들어 놨을 때 어디에 쓰여진다는 것만 적혀 있었다.

그러던 중에 노인이 책방을 나가면서 내게 연락처를 적어 주었다.

2 남자도 어려워 못하는 걸 웬 여자가 하겠다고?

'뭐를 해도 한 가닥 해 먹게 생긴 여편네'

서점에서 나와 볼일을 마친 후 집에 돌아가는 중에 노인에게 전화를 걸었다.

"댁이 어디세요? 찾아뵈었으면 해서요."

대체 내게 왜 그렇게 무지막지한 욕을 했을까? 다 자란 아들 앞에서 욕을 먹었으니 왜 그런 험한 욕을 들었는지 이유라도 알아야 했다. 노인이 찾아가는 길을 일러주었고 마침 우리 집 가는 방향에 있었다.

"어서 오세요."

대문을 열어주면서 부인으로 보이는 60대 노인이 말했다.

"우리 집 양반이 누굴 욕하는 사람이 아닌데 지금 부인 이야기를 하고 있었어요." 했다.

방으로 들어서며 "어떤 실례를 했는지 알고 싶어서 왔습니다." 하자 노인은 말했다.

"약을 하려면 남자들도 목숨을 내 놓고 해야 하는데 어떻게 여자가 그것을 하겠다고 감히 입을 여는 것인가?" 물었다.

순간 나는 어쩌면 노인으로부터 제품 만드는 법을 배울 수 있겠다는 생각이 들었다. 노인에 대한 기대감이 생겨서 화가 나서 쫓아온 것도 잊어버렸다. 제품을 제조하는 방법을 얻기만 한다면 욕을 들은 것은 일도 아니었다.

"실은 아주 어려서 제 할아버지가 하시던 약을 기억을 더듬어 만들어 쓰고 있어요. 그런데 그게 어렵네요. 그래서 약 만드는 법을 아는 사람이 어디 있는지, 혹은 그런 책이라도 있는지 알고 싶어서 찾고 있었어요."

"아, 그랬소?"

노인은 고개를 끄덕였다. 그러면서 자신이 본래 한의사였다고 했다. 여러 가지 일이 있어 지금 손을 놓고 있는데, 약을 만드는 법을 알고 있다고 했다.

"하지만 약을 만드는 게 쉽지 않아요. 교육을 시켜 보려 했으나 사내들도 힘들어 해서 가르치지 못했다오. 한의사들은 그것도 노동이라고 안 배우려고 합디다."

약을 어떻게 만드는지 알고 있는 것 같아 보였다. 내가 알고 있는 것처럼 잘못 하다가 중독사고로 죽을 수도 있고, 평생 그 후유증으로 시달리는 사람도 있다고 말했다.

"까딱하다 앉은뱅이가 될 수도 있어요. 그런 걸 아주머니가 한다니 얼마나 간이 큰 여자냐 싶었던 것이오."

부인이 과일을 내왔다.

"밖에서 들어오자마자 이 양반이 '나 참, 건방진 여자를 다 봤네.' 이렇게 투덜거리세요. 무슨 일이냐고 물었더니 '인물을 보니 뭘 해도 한가락 하게 생겨먹은 여편네인데, 그 책이 있는지 묻는 것이야, 글쎄' 이러시는 거예요."

> **아무리 못 받아도 1억은 받아야 하겠소!**

살아가다 보면 귀인을 만난다는 말이 이런 경우였다. 노인도 거기까지 찾아온 의도를 알아채고 있는 듯했다. 쭈뼛거리며 무슨 말인가를 할듯할듯 하더니 꺼냈다.

"실은 내가 약을 하는 방법을 알고 있소. 나한테 약하는 법을 배워보겠소?"

그러면서 가르쳐주는 대가를 달라고 했다. 나는 수긍했다. 세상에 알고 있는 사람이 몇 명뿐인 비기를 가르쳐주는 만큼 돈을 받는 것은 당연했다.

"얼마쯤이나 내야 할까요?"

"아무리 못 받아도 1억 원은 받아야 하겠소."

억! 당시로선 비명 소리가 나게 큰돈이었다. 그러나 다시 돌려 생각하면 약을 만드는 법을 배워서 고질병을 고치는 데 도움이 된다면 1억 원이 아니라 10억 원도 낼 수 있는 일이었다. 제약회사에서 특정한 병에 잘 듣는 신약을 개발했을 때 얻는 수익을 생각하면 1억 원이란 돈은 간에 기별도 안 갈 만큼 사소한 금액일 수 있었다.

"약을 쉽게 만드는 법을 배우고 싶은 사람이에요. 사람을 안 다치게 하고 약을 만드는 방법을 배울 수만 있다면 드려야지요."

이보다 더 가치 있는 투자가 또 있을까? 하지만 덥석 그 제안을 받아들이는 것은 위험했다. 그것이 적정가격인지도 모르고, 노인이 정말로 좋은 약을 만드는 비기를 갖고 있는지도 더 알아보아야 했다. 그랬더니 아닌 게 아니라 지방에 또 다른 할아버지가 있었다.

즉시 지방으로 달려가 만나보았다. 일흔 살을 넘긴 노인이었는데, 한의사 노인보다 더했다. 약 만드는 법을 가르쳐주는 대가로 1억보다 훨씬 더 많은 돈을 요구했다. 함부로 약 만드는 법을 가르쳐주지 않겠다는 것이었다.

"약 만드는 법을 전수받는다면 그 배도 낼 수 있어요. 투자라고 생각하면 뭐 어렵겠어요?"

그렇게 얘기를 끝내고 돌아왔다. 생각해 보고 연락한다고 했으나, 마음은 벌써 한의사 노인에게 기울었다. 여러 모로 서울의 한의사 노인에게 배우는 것이 나았다. 지방까지 배우러 다니기도 곤란하고, 선생님의 나이도 고려해야 했다.

결국 한의사 노인에게 약을 배워보기로 하고 연락을 취했다. 합의를 보고 난 후에 어디서 해야 할 것인지 궁금해서 물어보았다.

"우리 집 옥상이나, 아주머니 집 옥상에서 해보도록 합시다."

"이층 옥상 말이에요?"

"아무 데면 어떻소? 옥상에다 솥 걸어놓고 함께 해봅시다."

나는 더 이상 듣고 싶지 않았다. 한의사 노인은 약을 만들어본 경험이 없었다. 책으로만 보았거나 어깨너머로 남들이 하는 얘기를 들은 것이 분명했다.

내가 약을 만들기 위해서 굳이 시가가 있는 경남 진주의 심심산골에 가마솥을 건 이유가 있었다. 제품을 달이려면 불을 때야 하는데 불을 때는 땔나무가 엄청나게 소요되며 그 연기가 온 동네를 감싸 안개가 낀 듯하다. 먼 데서 보면 불이 난 듯하여 119신고를 할까봐 시도할 때 이장에게 미리 연락을 하고 한다.

'그런데 옥상에다 솥 걸어놓고 약을 한다?'

소가 들어도 웃을 일이었다. 핑계를 대자면 공장에서도 본격적인 제품을 생산하기 전에 파일럿 시설을 갖추고 실험을 한다. 그러니 가마솥을 옥상에 건 것도 일종의 파일럿으로 볼 수도 있지만 나는 과감하게 결단했다.

한의사 할아버지에게 배우는 것을 그렇게 거절하고 나는 다시 새로운 전문가를 물색했다. 그러다 또 다른 할아버지 한 분을 만날 수 있었다. 역시 상당한 돈을 요구했다.

하지만 몇 차례 전문가를 자처하는 사람들을 만나본 학습효과가 있었다. 전문성이 있는지 확인해 본 뒤에 교육비를 결정하기로 했다. 약 만드는 비법에 대해 서서히 나 자신에 대한 신뢰가 생기기 시작했다. 독학으로 웬만큼 터득해서였다. 그래서 새로이 만난 할아버지에 대한 기대치도 그만큼 낮아졌다.

3 실수와 배움을 통해
제품 만드는 **비법을 터득**하다

> 만드는 과정에서
> 냄새 맡고
> 종일 토악질을 하기도

큰 기대를 하지는 않았으나 새로운 할아버지는 제품을 만드는 선생님이었다. 옥상에서 제품을 만들겠다고 했던 한의사보다는 수준이 높은 것이 확실해서 나의 두 아들과 함께 진주로 내려가게 했다.

그런데 약속한 즈음 할아버지가 집에서 쓰러졌다. 연세가 많은 것이 이유였다. 할아버지는 팔십 가까이 되는 노인이었다.

할아버지는 당신 대신 아들을 보냈다. 아들이 제품 만드는 방법을 알고 있다고 했다. 할아버지 아들의 지도로 제품을 만들기 시작했다. 두 아들은 내가 만들던 방법을 알고 있었으므로 할아버지의 가르침을 쉽게 터득할 수 있으리라 생각했다. 나는 서울의 환자들을 돌봐야 했으므로 제품 만드는 일을 아들에게 일임했다.

큰 아들이 제품을 만드는 중간 중간 전화를 해왔다. 그런데 며칠이 지나지 않아서 "엄마, 할아버지 아들이 제품하는 방법을 모르는 것 같아요." 하는 전화가 왔다.

그래서 일단은 "며칠 쉬자고 하고 할아버지 아들을 보내라."고 했다.

미리 건넨 선금과 그때까지 일했던 품삯을 계산하고 할아버지 아들과도 결별을 하고 말았다.

그리고는 내가 알고 있는 방법대로 다시 제품을 만들어 보기로 했다. 현장에서 직접 지도하는 선생이 없이 두 아들은 내가 지시한 방법에 따라 제품 만들기를 시도했다. 그러자 제품의 함량이 나오기 시작했다.

그런데 제품을 하러 갈 때는 해독제를 준비해 가야 한다. 제품의 성분을 시험하기 위해서는 수시로 맛을 봐야 하기 때문이다. 아들에게 해독제를 준비해 가라고 일렀는데 하루는 아들이 준비를 해가지 않았다.

만드는 과정에서 냄새를 맡고 아이들이 거의 하루 종일 토악질을 해댔다. 아이들은 계속 메스껍고 어지러워 견딜 수가 없다고 했다.

중독이 됐으니 응급조치를 취해야 하는데 당장 해독제가 없어서 손을 쓸 수가 없었다. 응급조치방법으로 해독할 만한 것을 찾았지만 일요일이라 해독시킬 방법이 없었다. 그래서 아이들을 호텔에 데려다 놓고 부랴부랴 서울에서 제품을 보내 해독을 시켰다.

제품의 효능은 불 조절에 엄청난 노하우가 있다. 나는 무수한 시행착오를 거치며 제품의 분량과 농도를 높이기 위해 노력했다.

죽을 뻔한 시행착오를 거치며 깨달은 경험

요리를 만들 때도 레시피가 있는데 약을 만드는 레시피가 왜 없는지 궁금했다. 일종의 장인정신이 요구되는 작업이라 기록으로 남기지 않은 모양이었다. 하기야 그런 기록을 남기는 경우 죽임을 당하고 기술을 빼앗길 수도 있다. 고려청자의 기술이 그래서 맥이 끊겼다는 말도 있지 않은가?

제품을 만드는 공정이나 시설은 그리 어렵지 않다. 인터넷 포털사이트 네이버의 지식인, 다음의 신지식인에 물으면 금세 답을 들을 정도의 기술정보에 불과하다. 하지만 제조 공정에 따라 현장에서 실제 조제하며 축적하는 기술력은 글이나 논문으로 대신할 수가 없다. 여기서도 교과서적인 지식이 아닌 실전에서 터득한 살아있는 기술이 우위에 서도 한참 우위에 서는 것이다.

인연의 맞이함과 헤어짐, 실수와 배움…. 어쨌든 이런 과정을 통해 멀고 긴 길을 돌아서 나는 내가 처음 혼자 섰던 자리로 돌아왔다. 그리고 처음엔 내 방식으로 만드는 것이 옳은가, 확신이 서지 않아서 포기할까 생각했다.

하지만 아들과 사위는 어렵사리 시작한 약이라며 포기하지 않았다. 젊은이들의 뜻대로 나 역시 내 방식으로 가기로 했다. 독학을 할 만큼 했고, 전문가를 찾아 조언도 들을 만큼 들었고 실제 작업을 통해 원하는 함량의 약을 만드는 기술을 축적하고 있었다.

제품을 처음 만들면서 바람을 지고 하는 법을 몰랐다. 정통으로 약재 냄새를 맡고 죽을 뻔한 적도 있었다. 사소하다면 사소하지만 할아버지로부터 그런 면에서도 요령을 터득했다. 어린 기억에 할아버지가 제품을 만들 때 빙글빙글 돌았었다. 그 장면이 흐릿하게 남아있었다. 왜 그랬을까? 의도된 행동이었음을 나중에 깨달았다.

제품을 만드는 과정 중의 시행착오는 요령을 터득하며 하나씩 극복했다. 이런 방법을 거치며 나는 고질병으로 고생하는 나의 환자들을 관리할 제품을 하나씩 완성해갔다.

약을 만들기 위해 가마솥에 불을 때기 시작하면 장관이 된다. 시집의 큰 집이 있는 진주의 작은 마을 사람들이 다 모여들다시피 한다. 한 번의 공정으로 충분한 약을 만들어야 하기 때문에 약재도 많이 쓰고 엄청난 화력이 필요하다. 도시에서 보면 불이 난 것처럼 많은 연기가 나서 웬만한 낯선 동네에서는 작업이 불가능할 정도다. 무려 18시간을 불을 때서 달이는 과정을 거친다.

4 개발된 제품은 **응급조치용**으로 요긴하게 사용

친자연적이고 전통적인 방법 고수

이렇게 만들어지는 제품은 여러 가지가 있다. 증상이 악화돼 빠른 관리가 필요한 환자에게 필요한 비상약을 비롯해 인체 여러 곳에 물이 차서 생기는 병(뇌수막, 복수, 복막염, 늑막염 등)에 쓰는 제품이 있다. 또 감기와 편도선 등 호흡기 환자들과 복수가 찬 폐암 말기환자에게 좋은 제품 등 다양하다.

비상약으로 쓰는 제품은 모두 여덟 가지의 재료가 들어간다. 가짓수가 많은 제품은 환으로 만들기가 어렵다. 그래서 재료를 모두 가마솥에 넣고 푹 고아서 농축액을 만들고 그것을 환으로 만든다. 이 재료를 농축액이 될 때까지 고는 과정은 경험과 기술이 필요하다. 가마솥에 눋지 않게 쉬지 않고 저어야 하고, 원하는 함량이 나올 때까지 농축을 시켜야 한다.

건강원 같은 데서 쓰는 농축 기계와 가스버너를 사용하면 훨씬 편하게 할 수 있지만 이렇게 하면 원하는 제품이 만들어지지 않는다. 오로지 나무의 화력을 이용해야 한다. 내 제품이 환자들에게 효력을 발휘하는 데는 내 땀과 정성도 크게 한 몫을 한다는 걸 믿어 의심치 않는다.

비상 제품으로 쓰는 제품은 거동을 못하는 환자가 일시적으로 기운을 회복할 때 긴요하게 듣기도 한다. 비상약 중 또 일부 제품은 피부암이나 급성 아토피, 만성건백선, 대상포진, 급성 두드러기 등에 유용하게 쓰이기도 한다.

이렇게 만들어진 제품의 장점 중 최고 장점은 인공화학적인 성분이 가미되지 않고 천연약재만을 사용했다는 데 있다. 환자들에게 해가 없이 제대로 몸을 회복시켜주는 이로운 약이다.

하지만 나는 이것을 제품이라고 말하며, 환자들을 위해 쓰고 있다. 우리 사회의 제도권에서는 내게 약 만드는 행위를 허용하고 있지 않기 때문이다. 건강기능식품으로 허가를 냈다. 그러나 이 제품의 성분과 함량을 서양 의학적인 기준으로 측정하고 적용 여부를 밝혀내는 데 한계가 있어서 포기했다. 그런 절차를 밟는 과정이 여간 복잡한 것이 아니었다.

이렇게 만든 제품을 만약 한의원에서 판매한다면 약이 된다. 내가 만드는 것은 제품이고, 저쪽에서 만드는 것은 환약이 된다는 현실이 서글프다.

**신통하게 잘 듣자,
모 제약회사에서
성분 분석을
해보기도**

일전에 모 제약회사의 회장 딸이 아들들을 데리고 골격원에 왔다. 후두염으로 아이가 아프다고 하여 내가 만든 제품을 써보겠느냐고 물어보았다. 제약회사 회장 딸이 내가 만든 제품을 거들떠보거나 할까 싶었는데, 이 딸은 열린 마음을 가진 사람이었다.

"저야 주신다면 고맙지요."

제약회사 딸답게 골격원에서 만든 제품을 알아보기 위해서였건 정말 환자에게 먹이기 위해서였건 대견했다. 그래서 분말로 된 제품을 캡슐에 넣어 세 알씩 주었다.

"지금 먹이고 재우고, 내일 학교 가기 전에 먹이고, 학교 갔다 와서 먹이세요."

지시대로 제품을 먹이고 아들들을 데리고 또 왔다. 병원에 갔는데 "무얼 먹고 이렇게 좋아졌냐?"며 깜짝 놀랐다고 했다. 그러면서 "원장님, 그 제품을 조금만 더 줄 수 없으세요?" 하며 조심스럽게 물었다.

아이 엄마는 비상시에 집에 두고 써보겠다는 것이었다. 필요하다는 사람한테 거절할 이유가 없었다.

제품을 가져간 지 며칠이 지났다. 제약회사 회장 딸이 전화를 해서 나를 찾았다.

"저, 원장님. 아버님이 병이 나셨어요. 기침이 나고 열이 나세요. 출장을 가야 해서 병원에 갈 시간이 없어요. 그래서 말인데요, 원장님이 주신 제품을 잡숴도 될까요?"

나는 망설이지 않고 그러라고 했다. 아이 후두염에도 좋고 기력이 쇠한 모 회장님에게도 맞을 것이라는 확신이 있어서였다.

"두 알을 잡수라고 하세요."

"출장 떠나시는데 제품이 더 필요할 것 같은데 어쩌지요, 원장님?" 하기에 "오늘 잡숴보고 다음날 아침에 더 필요한 것 같으면 오세요. 드릴게요."

그런데 그렇게 넉넉하게 가져간 제품을 회장님은 자신의 제약회사에 주어 분석을 해보았나 보다. 제약회사에서 약으로 만들어 팔 수 있는지 알아본 것이다. 그런데 맛과 성분, 향 등 서양의학적인 기준으로는 규명이 되지 않았고 무독이었다는 것이었다.

"어떻게 그런 일이 일어날 수 있는지 정말 신통방통하군요."

그 이야기를 듣고 나 역시 이것을 신약으로 해볼까 해서 알아보았다. 그랬더니 신약으로 만들어내는 데 10년이 걸리고 실험 비용만 10억이 소요된다고 했다. 10년이라는 시간과 실험비용을 들이는 것은 골격원 운영 여건상 쉬운 일이 아니었다. 하지만 주변에서는 이것을 사업적으로 확대하는 방안을 끊임없이 제시했다.

"원장님 전성기도 곧 끝이 납니다. 골격원 운영해 봤자 한계가 있어요."

어떤 사람은 구체적인 사업 방안을 가져오기도 했다.

"대중성이 있게 약을 개발하면 대박 납니다. 고질병 환자에게는 한정판매를 하고 일반인한테는 식품으로 만들어 파는 게 낫습니다."

이런저런 사업제안도 받아봤지만 나는 내가 만들어 쓰는 한정된 양을 생산하는 제품으로 만족하기로 했다.

그런데 아직도 궁금한 것이 있다. 내가 만든 제품이 제약회사에서 실시한 성분분석 자료에서 많은 성분이 제대로 밝혀지지 않았다는 사실이다. 아직도 과학이 규명하지 못하는 천연성분이 있기 때문일 것이다.

나는 제품과 관련하여 네 가지 특허를 냈는데, 제품을 약으로 만드는 문제를 고민하면서 조언을 들었다. 잘못하면 노하우가 공개만 될 수 있으니 특허를 내는 것은 신중할 필요가 있다는 얘기도 들었다.

5. 조부님으로부터 물려받은 유산

> **나를 키운 8할은 조부님, 인술 의학 잊혀지지 않아**

약이라는 말과 제품이라는 말은 차이가 크다. 환자에게 주는 심리적 효과 면에서 엄청난 차이가 있을 수 있다. 맹물도 약이라고 우기면 효과가 있게 마련이다. 그런데 하물며 원인도 대책도 없는 병을 앓는 환자에게 적용하는 물질이 아닌가.

여건이 그런데도 내가 만든 제품은 약효가 뛰어나다. 따지고 보면 이것도 다 어려서 조부님으로부터 약초를 배우고 약을 배웠기 때문이 아닐까 싶다.

내가 태어난 곳은 충북 제천군 한수면 불당골이다. 조부님은 고향 인근에서 의인醫人 혹은 도사님으로 불렸다. 수염을 길게 기르고 하얀 도포에 두루마기차림을 하고 누가 보아도 그런 기풍이 엿보였다. 내가 골격학을 창시한 것도 결국 할아버지로부터 영향을 받은 탓이다.

조부님에 대한 기억은 거의 완전하다. 서너 살 때부터 여덟 살 때까지의 기억이지만 전부 기억한다. 물론 어떤 일은 흐릿하고, 어떤 일은 뚜렷하다. 흐릿한 기억들은 나중에 어머니나 친척으로부터 들어 거의 보완했는데, 내 안에 잠재돼 있다가 환자를 관리하는 순간에 자연스럽게 발현되기도 한다.

조부님께서 하신 의술과 의약에 대한 말씀이 기억나는데, 조부님의 인술은 특히 내 뇌리에 떠나지 않고 나를 키우는 자양분이 됐다. 약국도 없고 병원도 없는 내 고향 일대에서 조부님은 환자들을 보느라고 늘 바빴다. 연세가 많으셨기 때문에 왕진을 다니는 것이 힘이 들고 귀찮았음에도 십리 이상 떨어진 마을까지 왕진을 다녀오기도 했다.

내가 여덟 살 때 조부님은 왕진을 다녀오시던 어느 날 개울을 건너다 미끄러지는 사고를 당해 누워 계시다가 결국 돌아가셨다. 인술을 펼치시던 조부님이시지만 당신 자신을 위해서는 그 의술을 쓰지 않으신 셈이었다.

"이 늙은이가 약초 캐러 산을 오르내린다는 것이 너무 힘들다. 누가 내 뒤를 이어서 이 일을 했으면 좋으련만…."

돌아가실 무렵 조부님께서 혼잣말 하듯이 하시던 말씀을 나는 뚜렷이 기억하고 있다. 의업을 이으라는 말씀이었으나 아버지는 끝내 듣지 않았다. 인술을 펴고 돈을 받는다는 것은 있을 수 없다는 것이 아버지의 지론이었다. 그래서 아버지의 서울살이는 그리 윤택하지 못했다. 할아버지는 아직 어린 내게라도 당신의 뜻을 말씀하시곤 했다.

"세계를 지배할 팔방미인이 되거라. 병으로부터 만인을 지킬 수 있는 재주만을 공부하거라."

의업을 이으라는 뜻으로 남기신 그 말씀이 아직도 귓가에 쟁쟁하다.

조부님이 돌아가시고 난 뒤 나는 할머니를 따라 아버지가 계시는 서울로 올라왔다. 학령기에 이르렀기 때문에 초등학교에도 입학했다. 하지만 초등학교 1학년 과정을 배우기에는 정신적으로 내가 너무 성숙해 있었다.

유아 적부터 우리 집에 드나드는 인근의 환자들을 보면서 나도 의인인 듯이 느꼈다. 배가 아프거나 팔다리나 허리가 아픈 사람들이 와서 치료를 받을 때, 심지어 독사에 물리거나 독초를 먹어 탈이 난 사람을 볼 때 나도 할아버지처럼 생각했다. 어디를 어떻게 치료하고 어떻게 관리해 주어야 하는지 궁리하곤 했던 것이다.

조부님이 돌아가신 뒤에도 그런 관심은 계속됐다. '어떻게 하면 병자를 고칠까? 어떻게 하면 사람들이 아프지 않고 살 수 있을까?'

조부님처럼 아픈 사람을 고치는 사람이 되겠다는 자기암시에 사로잡혀 있었다. 조부님의 그 필생의 과제를 어쩌면 내가 이어받았는지도 모른다. 결국 학교를 그만두었다. 어머니의 반대가 있었지만 유년기를 함께 보낸 할머니가 나를 알고 내 편이 되어주었다. 아버지도 더 나무라지 않았다. 내게 잠재된 의술과 의약 분야에서의 재능과 탐구정신이 남다르다는 것을 발견했던가 보았다. 사실 정신이 백지상태일 때 나는 의술과 의약에 대한 그림만 그린 셈이었다.

곪은 사람이 오면 칼로 곪은 데를 째야 하는데, 그 칼로 쓰기 위해 유리그릇이 깨지면 그 중 예리한 것을 보관해두곤 했다. 그래도 할아버지는 유리 같은 것에 손을 베는 일은 별로 없었다. 환자가 오면 그것을 꺼내다 낙엽을 태워 젓가락으로 소독을 했으며, 때로는 바늘을 조부님의 수염 끝에 문지르기도 했다.

또 솔잎을 태운 재를 모아 한지 같은 것에 싸 뒀다가 상처 입은 사람이 오면 그걸 발라주고, 한지로 묶어서 보냈다. 한지로 덮고 헝겊을 잘라 묶어주곤 했다. 곪은 자리를 딸 때는 홋잎나무 가시나 보리수나무 가시, 아카시아나무 가시 등으로 땄다. 바늘 같은 쇠로 따면 쇳독이 올라 파상풍이 올 수 있어서였다. 그런 나무의 가시들을 보면 따다 보관해 두시던 모습도 기억에 남아 있다.

6 의인이자
도사님 소리를 듣던 조부님

**산으로, 들로
직접 데리고 다닌
자상한 가르침**

조부님은 나를 여자애로 여기지 않았다. 청주 한씨 남자이름 항렬인 석錫을 넣어 내 이름을 지은 것만 봐도 태어날 때부터 나를 어떻게 생각했는지 알 수 있다. 이름만 그리 지은 게 아니라 남자처럼 키우고 싶어 했다. 환자를 치료하는 모습을 보게 했고 내가 대여섯 살 되던 때부터는 들로 산으로 약초를 구하러 갈 때 나를 데리고 다녔었다.

그리고 보면 약초와 약에 대해 그때부터 체득이 됐던 것 같다. 뜯고, 캐낸 약초들을 집에 가져오면 할아버지는 내 앞에 펼쳐놓으시고 말했다.

"완석아. 잘 봐둬라. 이것은 구절초란다. 이것은 삽추싹 뿌리, 이것은 도라지…."

더덕, 오이풀 등 약초란 약초는 다 내게 말해주었다. 아직까지 정확히 기억하는 것은 어린 마음에도 그것들을 새겨두고 싶었기 때문인 듯하다.

조부님은 또 약이 되는 온갖 것들을 내게 먹여주기도 했다. 들판에서 채집해서 먹을 수 있는 열매들 중 쐐기열매 같은 것도 먹여주었고 메뚜기, 개구리, 뱀도 구워서 먹어보라고 했다. 무엇인지도 잘 모르고 징그럽다는 느낌도 없이 받아먹었는데, 지나고 보니 그것들이 모두 경우에 따라서는 약이 되는 경우도 많았다.

내가 지금 이 나이까지 아프지 않고 건강한 것도 어찌보면 조부님과의 그런 유년시절을 보냈기 때문이 아닐까 싶다. 약초에 대한 탐구심이 생긴 원인을 거슬러 올라가 보면 거기까지 가 닿는다.

아픈 환자를 치료하기로 결심을 하고, 골격학을 공부하기 시작하면서부터 본격적으로 조부님의 의술과 조부님의 약을 생각했다.

'할아버지는 그때 무슨 약을 썼을까, 어떤 약초를 사용했을까?'

조부님의 약초학을 나는 다 기억하지 못한다. 재현하는 것도 자신하지 못한다. 돌아가신 뒤 일가족이 서울로 이사를 하면서 보시던 옛 의서를 분실해서다. 골격학을 본격적으로 탐구하면서 그 서책이 없어졌다는 것을 알았을 땐 이미 늦었다.

식구 중 누군가가 고물상에 팔았다는 얘기를 듣고 고물상과 헌책방을 얼마나 찾아다녔는지 모른다. 결국 그렇게 조부님의 의술과 약을 재현할 기회를 영영 잃고 말았다.

> **민간, 한방요법을 재창조하신 조부님의 영향 커**

그러나 조부님과 함께 들과 산으로 다니던 기억이 난다. 캐온 약초를 갈무리하던 모습도 뚜렷하다. 어떤 것은 쪄서 말리고 쪄서 말리고를 반복하고, 어떤 것은 불에 살짝 그을리기만 했다. 또 어떤 약재는 쌀뜨물에 담그고, 어떤 것은 아궁이의 재와 숯을 물에 섞어 휘저은 후 앙금이 가라앉으면 맑은 물만 따라서 그 물에 식초를 넣고 며칠씩 담가놓기도 했다.

독성이 있는 약초는 포대에 담은 후 맑은 개울물에 넣어 돌덩이로 짓눌러 며칠씩 담가 두기도 했다. 약초의 독성이 흐르는 물에 씻겨 나가게 했다.

이렇게 마련한 약초를 할아버지만의 제조법으로 조제했다. 어떤 것은 쇠절구로 찧어 분말로 만들고 어떤 것은 달이고 고아서 진액으로 만들고, 가루를 약물에 개어 환으로 만들어 말리기도 했다. 의원이 아니라 의인이자 도사님이라는 말씀을 듣던 할아버지였기 때문에 전해져 오는 민간요법과 한방요법을 조부님이 독창적으로 재창조했을 것으로 추측된다.

골격원을 운영하면서 만든 약 외에 화장품, 베개, 골격관리용 기계 등 많은 아이디어가 떠오르는 것도 어쩌면 조부님의 영향이 아닐까 싶다.

우리 집은 늘 한약냄새가 진동했다. 조부님은 그렇게 만든 약을 보관해 두고 있다가 환자가 오면 먹이거나 발라주었다. 지금의 식품의약품 관련법으로 따지면 금지된 일을 한 셈이다. 하지만 깊은 산골마을에서 병·의원은 멀고 조부님의 인술은 가까이 있었다. 생사를 넘나드는 긴박한 상황에서는 물론이고 극심한 고통의 순간에 환자들이 갈 곳은 뻔한 일이다.

어쩌다 일요일 한가롭게 쉬는 날이면 가끔 조부님이 보던 책들을 생각해 본다. 할아버지는 직접 임상례와 노하우를 기록해 놓으셨다. 옛 의서들은 명문가의 문집이나 유명인이 남긴 서책에도 필사돼 있기 때문에 딱 꼬집어서 생각해보기가 어렵다. 그렇다고 허준 선생의 〈동의보감〉이나 그 밖의 다른 의서들일 것 같지는 않다.

표지의 이미지와 한자 이미지가 어슴푸레 남아 있을 뿐이어서 짐작도 하지 못한다. 하지만 조부님의 옛 책을 생각하면서 옛 의서들을 찾아본다. 일일이 다 읽지는 못해도 어떤 것들이 있는지 알아보는 즐거움이 크다. 요새는 자연친화적인 삶, 혹은 웰빙과 참살이 등에 신경 쓰는 사람이 많아서 그런 책들을 봐두면 여러 가지로 도움이 된다.

중국으로 여행을 갔을 때도 베이징에서 가장 큰 서점에 들러 골격학과 관련한 옛 의서들이 있는지 살펴봤다. 그렇다고 책을 꼼꼼히 읽고 학문적 연구를 하는 것은 아니다. 그저 취미 이상의 탐구 수준이다.

옛사람들과 지금 사람들 체질이 다르고 먹을거리가 다르고 생활공간이 다르고 마음 씀씀이가 다르지만 우리 산하에서 캔 약초를 이용하는 병 치료는 여전히 유효하다. 아니 현대화되고 문명화된 몸이 자연으로 회귀하려는 화학작용이 온몸에서 일어나고 있을지도 모른다. 그 점에서 내가 만드는 제품이 쓰일 곳이 많다는 생각이 든다.

물론 나는 약초를 내 손으로 다 구하지는 못한다. 직접 구하기도 하지만 믿을 수 있는 인적 네트워크를 이용해서 필요한 만큼 구해 놓게 한다. 그래서 언제든 필요한 약을 마련하여 제품을 만들어낼 수 있다.

7. 어렸을 때부터 **약초에 대한 감각**이 남달랐던 소녀

신토불이 약초로 '절대 약감' 창조

요즘 어린이들은 현장학습을 많이 다닌다. 동물원에도 가고 농장에도 가고, 숲이나 산으로도 다닌다. 현장에서 곤충과 물고기와 짐승과 나무와 풀이름을 배우고 그 쓰임에 대해서 배운다. 하지만 어린이들의 생활공간은 견고한 콘크리트 벽과 바닥이다. 현장학습에서 배운 생물체들이 없는 공간에서 숨 쉬고 살아가는 것이다.

그렇기 때문에 요즘 어린이들은 식물이나 동물의 이름을 잘 알지 못한다. 백과사전이나 컴퓨터로 검색해서 필요한 정보를 얻기 때문에 촉감과 냄새와 향기가 어떤지 모르고, 어떻게 쓰이는지 모른다. 아이들이 자연으로부터 이렇게 동떨어진 삶을 살아도 되는 것인지 손자들을 볼 때마다 느낀다.

나는 들로 산으로 다니면서 조부님으로부터 배우고 익혔다. 지금도 그때 배웠던 약초들을 산야에서 알아본다. 골격원 일이 바빠서 직접 채취하지는 못한다. 그래서 5일장이 서는 깊은 산골을 찾아가 약초를 구입한다.

지방의 5일장에서 구하는 약초들은 그야말로 신토불이 약초다. 양의학이 전국적으로 전파되고 보건소가 면단위까지 있지만, 아직도 깊은 시골 마을에 가면 내 조부님처럼 이름이 없는 의인들이 있다. 누가 알아주든 말든 아픈 환자가 찾아오면 관리를 하며 평생을 살아간다.

어디 그뿐인가? 약초를 캐거나 뜯어서 파는 사람들도 많이 있다. 그런 사람들로부터 약초를 구한다. 그 약초로 제품을 만든다. 시댁 큰 집이 있는 진주에 가마솥을 걸고 제품을 만든다.

운이 좋다고 할까? 체질이라고 할까? 조부님으로부터 코흘리개 적부터 받은 영감 때문일까?

약초에 대한 감각이 남달랐다. 약초를 보면 그것이 어떤 기전이 있는지, 어떤 병에 어떻게 쓰면 효과가 있을지 짐작이 갔다. 말이나 글로써 표현하지는 못해도 이러이러한 병에 쓰면 효능이 있을 것 같다 싶으면 그대로 맞았다. 절대미감, 절대음감이 있듯이, 비록 과한 표현일지 모르지만 내 경우는 절대 약감이라고 할 수 있을 것 같다.

의미 있는 특허 출원, 그리고 개발

그렇다고 내가 절대 약감에만 의존한 것은 아니다.

약초를 구입하면 내 손으로 직접 감정을 했다. 끓여보고 달이기도 하고, 쪄서 말렸다가 다시 쪄서 말려 살펴보기를 반복했다. 동물들에게 먹여보기도 하고 내가 직접 먹어보기도 했다. 약초를 내 입으로 먹었다가 죽을 뻔한 경우도 있었다.

 늘상 이런 일이 벌어지니 둘째 아들은 농담처럼 "우리 가족은 실험 쥐나 토끼시험군이다."라는 말을 종종 하기도 했다.

 내가 실험하고 체험해 본 결과 약초는 어느 한 가지만으로는 효능을 얻기가 어렵다. 두세 가지, 혹은 일곱 여덟 가지, 많게는 30~40가지의 약재를 넣고 달이고 또 달여서 농축액을 만들기도 한다. 난치병 증상에 따라 약재의 종류는 그때그때 달라진다.

 이렇게 약초를 연구하는 나를 보고 한때 약초에 미친 사람 같다는 말을 들은 적도 있다. 하지만 내게는 그 말이 영광스럽고 자부심 또한 느껴졌다. 약초의 신비로운 효능을 목격하면서 얼마나 기뻤는지 모른다. 골격원 회원들의 고질성 질환을 고칠 수 있다는 사실에 통쾌하기까지 했다.

 이런 기쁨의 연장선상에서 나는 몸에 좋은 여러 가지 제품을 개발했다. 그 중 암에 좋은 제품으로 '암 예방 기능성 한방식혜'를 만들었는데, 그 제조방법과 식혜 자체를 특허 출원했다. 사회가 전반적으로 장수하는 시대지만 암환자가 증가하고 있어 의미 있는 특허가 될 것 같았다. 무엇보다 '암 예방 기능성 한방식혜'는 암 환자들에게 훌륭한 식품일 뿐만 아니라 암에 걸리기 쉬운 환경의 사람들에게 예방효과가 있다.

 특허출원을 했지만 그 사업성은 미지수다. 우리 사회는 사전 예방과 관리의 잠재적 이익을 거의 깨닫지 못하고 있다. 알고 있어도 대개 방관한다. 몸에 이상이 온 뒤에야 그것을 관리하고 치료하기 위해 물적·정신적인 노력을 기울이기 시작한다.

'암 예방 기능성 한방식혜'가 공식적으로 상업적 브랜드를 달고 공중파 텔레비전 방송에서 비락식혜처럼 광고할 수 있어서 많은 사람들이 애용하는 상상을 해본다. 골격원에 큰 수익이 날 터이고, 그런 여세를 몰아서 대한민국의 불행한 고질병 환자들을 고칠 수 있다면 얼마나 좋을까 싶다. 예방도 되는 일이다.

어디 그뿐인가! 온 국민이 그 브랜드의 식혜를 먹고 암 예방 효과를 본다면 거대한 고질 병동처럼 변해가는 지구가, 우리 사회가 다시 건강해질 것이다.

엊그제였다. 건강분야의 모 잡지에서 골격원을 기사화하겠다고 섭외가 들어왔다. 고질병을 관리하는 골격원이라면 충분히 기사화될 만하다. 하지만 서양의학에 대한 신뢰가 지나치게 강하고 전통요법이나 한방요법에 대한 편견이 있다면 말이 쉽지 않다.

병명을 모르는 병 치료에 대해 취재를 하고 난 뒤에도 그 잡지 쪽 사람들은 잘 이해하지 못했다. 그들의 경험과 의료 과학적 기준으로 측정할 수 없기 때문이었다. 골격원에서 치료받은 환자들 이야기를 들으면서 얼굴이 벌개졌다가 하얗게 변하기 몇 차례만에 얘기를 끝내고 말았다. 언젠가는 우리 사회의 인식이 바뀔 날이 올 것이다. 의료광고를 할 수 없는 나라인 것이 안타깝다.

8. 골격검진 3·6·8시스템은 신개념 인술

신생아 때부터 관리 통해 바른 골격, 건강한 체형 유지

병명을 모르는 환자들을 치료하는 나에게는 옛날 고향 마을에서 인술을 펼치시던 조부님의 모습이 있다. 세계 어디에 내놓아도 손색이 없을 만큼 치료 노하우를 축적해 놓고 있지만 환자의 병을 낫게 하겠다는 집념과 측은지심은 조부님의 세계와 닿아 있다는 얘기다.

나는 거기서 한 걸음 더 나아간 생각을 한다. 옛날 우리 조부님이 그랬듯이 정감이 있고 또한 병이 진행되기 전에 미리미리 예방하는 일을 하고 싶다.

그것을 실현하기 위해서 '**골격검진 3·6·8시스템**'을 도입할 계획이 있다. 우리 골격원이 3·6·8시스템을 가동하여 일반 병리학적 질환으로부터 병명을 모르는 질환까지 미리 막아낼 수 있기를 바라는 것이다.

3·6·8시스템이란 신생아의 건강을 체크하여 평생건강을 이끌어 가는 것으로 서양의학적으로 보자면 예방의학이라 할 수 있다. 신생아의 뼈는 약 350여 개에 이른다. 그 350여 개의 뼈가 자라면서 굳어져 나

중에 206개가 된다. 신생아 시기의 아기를 돌보는 일이 얼마나 중요한지를 알게 해준다.

누누이 강조하는 이야기인데, 아기가 산모의 몸 밖으로 나오는 그 순간은 우리가 상상할 수 없을 정도로 위험하다. 99%의 병이 그때 결정된다고 해도 과언이 아니다.

그래서 나는 출생 후 3개월이 됐을 때, 그리고 6개월이 됐을 때, 그리고 8개월이 됐을 때 골격검진을 받으라고 권한다. 즉 아기들의 건강상태를 이때 집중해서 점검하는 것이다. 이것이 '골격 검진 3·6·8' 시스템이다.

밤이면 잠을 안 자는 아기, 울며 보채는 아기, 머리를 한쪽으로만 돌리고 자는 아이 등 언뜻 보면 대수롭지 않은 증상들도 들여다보면 나중에 병명을 모르는 병으로 진행될 가능성이 있다. 자라는 동안 사소한 과정으로 그치기도 하지만 그 중 어떤 것은 잠재돼 있다가 중병의 요인으로 작용하기도 하는 것이다. 350여 개의 뼈가 굳어지고 통합돼 206개로 바뀐다는 점을 잊지 말아야 한다.

골격검진 3·6·8 시스템에 의해 철저히 관리를 한다면 아이들이 바른 골격, 건강한 체형을 가진 몸을 만들 수 있고 결국 인생을 건강하게 장수할 수 있다.

예를 들어 아기들이 한쪽으로만 머리를 돌리고 자는 경우를 보자. 너무 한쪽으로만 머리를 두어 목이 틀어질 것 같다는 생각을 한 엄마가 반대쪽으로 돌려놓으면 아기는 금세 다시 원위치를 한다.

이를 두고 "아이는 자라면서 누구나 다 그런다."고 가벼이 여기지 말아야 한다. 자라는 동안 이것이 다른 장기나 기관, 골격균형에 나쁜 영향을 줄 수 있기 때문이다. 병원에서 갓 태어난 신생아는 우선 안전하게 태어났는지 체크를 통해 미래의 질환을 가볍게 예방할 수 있다.

초보 엄마들이 '아이 다루는 법' 제대로 배우면 평생 건강

아기는 태어났을 때 머리를 지지하는 목의 뼈에 힘이 없다. 무게를 지지할 수 없다. 아기들이 누워만 있고 젖을 먹고 잠만 자는 것도 그래서다. 이렇게 3개월이 지나게 되면 안전한지 아닌지 체크 가능하다. 이 시기에 인체가 형성된다.

인체가 형성되는 처음 3개월에는 아기가 골격원에 와도 손을 대지 않는다. 아직 뼈가 발달하지 않아서다. 머리를 한쪽으로만 돌린다거나, 다른 골격상의 문제가 발생해도 이때는 도리가 없다. 관찰한 기록만을 남기고 6개월이 될 때까지 기다린다. 다만 우리 인체는 자연치유력이 있어 대부분의 경우 신생아 때에는 정상으로 회복될 수 있다.

그러나 6개월이 지나도 회복되지 못하면 다른 뼈에 이상이 올 수 있다. 의외로 아기를 잘 돌보지 못하는 사람이 많다. 씻길 때, 안아줄 때, 젖을 먹일 때 다루는 방법을 모르기 때문에 뼈에 변형이 생길 수 있다. 초보 엄마들의 경우 아이 다루는 법을 제대로 배워두면 아이가 건강해서 좋고, 치료비가 들어가지 않아서 좋다.

6개월이 지났을 때 이상이 있는 경우 할 수 있는 데까지 손을 댄다. 입술이 처지거나 눈꺼풀이 처져 있는 아이가 찾아온다거나 했을 때 손을 써서 고친다. 치료할 수준이 아니면 다시 2개월을 보낸 뒤에 만나 치료한다.

8개월에 골격원에 온 아이는 문제를 잡아준다. 8개월쯤 지나면 이른 아이는 이때 벌써 걷기도 한다. 뼈가 웬만큼 형성됐다고 보고 균형을 잡아주는 관리를 하기 시작한다. 이때 잘만 하면 산도를 빠져나오면서 입은 손상을 99% 고칠 수 있다.

8개월이 지난 아기는 간간이 골격원에 와도 괜찮다. 하지만 침대에서 떨어졌다거나, 미끄러져서 엉덩방아를 찧었거나, 스피드하게 달려가다 돌부리에 부딪혔을 때는 바로 골격원에 와서 바로잡아야 한다. 의자에 앉아 있다 고꾸라질 때라거나 보행기가 굴렀을 때, 자전거를 타다 넘어졌을 때도 마찬가지다. 가벼이 여긴 안전사고가 훗날 병명도 모르는 병으로 고생하게 할 수 있다.

이런 과정은 서양의학에서는 시행하기 어렵다. 서양의학에서는 결과만 찾으려고 하기 때문이다. 설사 선천성 고질병이라는 사실을 알아낸다고 해도 그 순간 아기의 부모는 절망적인 상황에 처하고 만다. 따라서 **인체가 형성되는 신생아기에 3·6·8 시스템으로 아기를 관리하는 것은 부모로서 당연한 일이다.**

사실 산모는 자궁에 문제가 생기거나 허리, 혹은 좌골이 아파야 병이 난 줄 알고 병원에 간다. 그런 생각이 잘못이다. 아프기 이전에 골격을 검진해야 건강할 수 있다. 아기의 울음을 대수롭지 않게 여겨서는 안 된다. 아기는 배가 고파서만 우는 것이 아니다.

chapter 05

난치병의 뿌리와 **한완석 골격요법 동의보감**

골격의 불균형은 뼈와 관절,
근육과 인대에도 영향을 미치게 된다.
그 결과 두통이 생기고 요통이 생기면서
각종 질병이 생겨나게 된다.
우리 몸에 이상이 생기는 것은
모두 골격에 그 원인이 있는 것이다.

1 뼈 206개에 모든 병의 원인이 있다

**사람 몸은 유기체,
발목뼈 이상이
두개골까지 영향 미쳐**

30년 이상 골격과 뼈를 연구하다 보니 어느 날 뼈의 정의가 체크되었다.

"뼈로 인해 파생되는 병은 바로 장기의 변형을 가져오고, 장기 변형은 증상을 만들어낸다. 그런데 증상은 모두 같지 않다. 어느 뼈에서는 어디서 어떻게 된다."는 것을 알아야 한다는 것이었다.

뼈가 잘못될 때 도미노 현상이 일어나는 것처럼 다른 곳까지 전이되어 병이 된다. 그것을 찾아내야 한다. 집의 주춧돌에 문제가 생기면 기둥이 휘면서 기울어진다. 휘어진 기둥이 무게를 못 버티고 가라앉으면 몸체가 주저앉게 된다. 이렇게 되면 뼈를 둘러싼 관절이나 근육, 혈관, 오장육부의 장기들은 어떻게 될 것인가?

골격의 불균형은 우선 뼈와 관절 그리고 뼈 주변의 근육과 인대에도 영향을 미치게 된다. 뿐만 아니라, 문제가 된 근육 가운데 흐르고 있는 혈관도 압력을 받아 기혈의 흐름에 장애가 생긴다. 두통이 생기고, 손과 발, 어깨가 결리고 붓고 저리며 아프다. 허리에는 요통이 생기면서 전신으로 고통이 퍼져 나간다. 면역력과 자연치유력의 기능이 쇠퇴하면서 각종 질병이 생겨나게 된다.

대개의 사람들은 몸에 이상이 생기면 이상이 생긴 부위에만 관심을 갖지만 실은 이것은 표면적인 문제이고 실질적인 문제는 골격에 있다.

발목을 삔 경우를 가정해서 살펴보면 이해가 빨라진다. 발목을 삐었다는 것은 발목에 갑작스런 충격이 가해져 발목관절과 아킬레스건에 변형이 일어난 것이다. 변형 부위가 부어오르며 심한 통증이 생겨 환자는 발로 발바닥을 디딜 수가 없게 된다. 발바닥을 딛지 못하니 서기도 어려워 몸을 지탱할 수가 없다.

그런데 발목 뼈가 삐긋하면 문제는 발목 한 곳에만 오는 게 아니다. 위로는 무릎관절 전체에 그 영향이 파급된다. 아래로는 발가락 등 최소 여덟 군데 이상 파급된다. 발목을 삐었다고 발목관절만 봐서는 안 되는 이유가 여기 있다. 즉 발목을 삐는 순간 발목과 연관이 되어 있는 아래, 위의 다른 뼈들도 문제를 일으켜 충격의 영향권에 놓이게 된다.

따라서 발목을 삐었을 때는 즉각 발목에 대한 조치를 해주면서 아래, 위의 변형된 골격까지도 함께 조치를 취해 주어야 골격 이상이 다른 병으로 진행되는 것을 막을 수 있다. 일례로 **인대가 늘어난 경우 최대한 관리를 받는다면 깁스 대신 얼마든지 걸어나갈 수 있다는 사실을 꼭 기억하자.** 이는 경추와 요추 등 인체를 구성하고 있는 모든 뼈에 마찬가지로 적용이 되는 이야기다.

2. 뼈의 문제에서 오는 이상한 질병들

가동점 이탈에서 생기는 원인 불명의 병

사람 몸은 유기체다. 어느 한 부위의 뼈에 이상이 왔다면 그 부위만 문제되는 것이 아니라, 몸 전체에 문제가 생길 수 있다.

이런 이상으로 몸이 기울어지면 체형과 체격에 변형이 생기고, 이로 인해 골격근과 근육, 피의 흐름, 신경, 분비선 등에 이상이 생겨 각종 증상에 노출이 된다. 그리고 이런 증상들은 아프긴 하지만 병명이나 원인, 대책도 없는 질병으로 진행이 되며 환자에게 장기간의 고통을 안겨준다.

내가 파악한 골격의 정의를 살펴보자.

첫째, 골격은 장점과 단점의 차이로 구분한다.

둘째, 골격의 장점은 몸을 건강하게 지켜주고 인체를 보호하며 장수와 행복을 줄 수 있다. 따라서 건강하게 쓸 줄 알아야 한다.

셋째, 질병의 병마를 예방할 수 있다. 신호를 주는 것을 알아야 한다.

넷째, 질병이 발생했을 때는 보상작용도 받을 수 있다.

다섯째, 불의의 사고로 예상치 못한 순간 문제가 발생할 수 있다. 중상은 뼈가 부러지거나 금이 가거나 으스러질 수도 있다. 이것은 정형외과의 처리 방법이 있다.

여섯째, 안전사고에 의해 생긴 이변은 방법조차 없다. 높은 선반에 있는 물건을 잡으려고 할 때 손이 닿지 않는 데도 발뒤꿈치를 들고 아등바등 잡든지 하면 가동점을 넘어서 인대가 늘어나는 수가 있다. 이렇게 발생한 증상은 뼈가 부러졌거나 금이 갔거나 으스러지지 않았기에 증상을 찾을 방법이 없다. 환자는 아픈데 병명이 없다. 병명이 없으니 치료법도 없다. 여기에서부터 만병이 생긴다.

이런 환자들은 갈 곳이 없다. 사정이 이렇다보니 이런 환자들은 그저 병명도 모른 채 아파야 한다. 통증을 참아내야 한다.

지체장애, 뇌성마비, 소아마비, 뇌졸중, 수족중풍, 심부전, 심장판막증, 심장비대증, 간질환, 당뇨병, 유아 실명, 실어증, 언어장애, 관절병, 식물인간, 의식불명, 골격질환…. 이런 무수한 증상들이 미궁책에 빠져 있는 것이 오늘날의 현실이다.

이런 병들은 지구의 숙제다. 원인과 대책을 몰라 전 지구촌이 우왕좌왕한다. 그런데 나는 원인과 대책을 찾을 수 있다. 그래서 나는 이런 질환들을 관리를 통해 해결할 수 있다고 본다.

뼈로 인해 오는 만병은 너무 많은데 지금부터 신생아 때부터 겪게 되는 골격 이상의 증상들을 하나씩 나열해 보자.

1. 아기가 자꾸 운다. 말을 하기까지의 아기는 모든 의사표현을 우는 것과 웃는 것으로 표현한다. 아기가 자꾸 운다는 것은 뭔가 불편하다는 것이다. 엄마는 이를 잘 감지해야 하는데 여기엔 골격 이상과 여기서 파생된 병이 연관되어 있다.

2. 아기가 밤에는 놀고 낮에는 잠을 잔다. 이런 걸 보고 어른들은 "밤낮이 바뀌었다."고 표현하는데 골격의 고장에서 비롯된다.

3. 아기가 자꾸 토한다. 특별히 이상한 것을 먹지 않았는 데도 아기가 자꾸 토할 때는 골격 이상으로 위장이 제 기능을 못할 수 있다.

4. 아기가 누워 있거나 잠을 잘 때 목을 한쪽으로만 돌리려고 한다. 바로잡아주어도 어느 사이 아기의 목은 다시 돌아가 있다. 아기가 목을 한쪽으로만 돌리는 것도 골격의 고장이다. 목의 문제다.

5. 아기가 잠을 자지 않는다. 뼈의 이상이 장기에 미쳐 파생된 증상이다.

6. 자주 깨고 보챈다. 잠자리가 편치 않은 것도 골격의 변위가 일어나 불편해진 것이다.

7. 3개월이 지났는 데도 모빌의 움직임 등에 시선을 맞출 줄도 모르고 신생아 때의 상태와 비슷하다.

8. 백일이 지났는 데도 손과 발의 움직임이 활발하지 않고 머리도 자유롭게 움직이지 못한다.

9. 5개월이 지났는 데도 아무런 동작을 하지 않는다. 대개의 아기는 눈에 보이는 것을 입으로 가져 가려고 하거나 좌우로 몸을 흔들면서 뒤집기를 시도하는데 스스로 뭔가를 하려 하지 않는다면 뼈의 이상을 체크해야 한다.

10. 돌이 지났는 데도 배밀이를 하거나 서서 일어설 생각을 하지 않는다. 아기는 순차적인 발달 순서에 따라 성장을 밟아가야 되는데 걸을 준비를 못한다면 이상이 있다.

11. 돌이 한참 지났는 데도 걷지를 못한다. 돌 이후의 아기는 아장아장 걸으며 발자국을 떼야 된다. 수도 없이 엉덩방아를 찧으며 걷기를 시도한다. 엉덩방아를 찧을 때 어른들은 충격을 분산하기 위해 손을 짚는다. 그런데 아이들은 그렇지 못

해 걷기 시작할 때 뼈를 다칠 수 있다.

12. 돌 이후에는 붙잡고 서는 데 익숙해지거나 손끝을 잘 쓸 수 있어야 하는데 이런 것들이 원활하게 진행되지 않는다.

13. 흉내를 내고 말을 이해하고 대소변을 가리는 것과 같은 일련의 발달이 지연된다.

14. 키가 자라지 않는다. 몸무게는 출생 시의 3배가 되고 키는 1.5배가 되어야 하는데 이에 한참 못 미친다.

15. 아이를 엎어놓고 발을 보면 왼쪽과 오른쪽의 발 모양이 다르다. 특정 발가락 사이가 벌어져 있기도 하다.

16. 걸음걸이가 불편하다. 절룩거린다.

17. 다리가 안짱다리다. 두 다리를 한 데 모으고 섰을 때, 무릎이 서로 붙지 않고 O자 모양으로 바깥쪽으로 구부러진다.

18. 다리가 휜 다리다. 무릎관절의 각이 X자형의 바깥쪽으로 휜 형태를 띤다.

19. 아이를 세워놓고 보면 양쪽 어깨의 높낮이가 맞지 않다. 어느 한쪽이 올라가거나 내려가 있다.

20. 등 뒤를 관찰했을 때 왼쪽과 오른쪽의 견갑골의 모양이 차이가 난다.

21. 얼굴을 정면에서 관찰했을 때 얼굴근육이 왼쪽, 오른쪽 중 어느 한쪽으로 쏠린다.

22. 왼쪽, 오른쪽 눈 높낮이가 같지 않다.

23. 왼쪽, 오른쪽 눈썹도 같지 않고 차이가 난다.

24. 왼쪽, 오른쪽 콧구멍이 짝짝이다.

25. 아이가 입이 짧다. 먹는 것을 좋아하지 않는다.

26. 아이가 너무 많이 먹으려고 한다.

27. 아이가 자주 병이 난다. 잔병치레가 많다.

28. 아이가 깊은 잠을 자지 않는다.

29. 아이가 예민하다.

30. 아이가 잘 운다. 걸핏하면 운다.

31. 아이가 짜증을 잘 낸다. 신경질적이다.

32. 아이가 잘 넘어진다.

33. 아이가 잘 걷지 않으려고 한다.

34. 아이가 다리가 아프다고 한다. 다리가 아프면 '키가 크려나 보다' 하며 성장통이라고 하는데 원래 성장통은 없다. 뼈에 문제가 있어서 아픈 것이다.

35. 정상적으로 키가 자라지 않는다.

36. 아이가 머리가 아프다고 한다.

37. 아이가 잠이 오지 않는다고 한다.

38. 아이의 편식이 심하다.

39. 아이를 세워놓고 몸을 보면 등이 휘었다. 이 증상은 좀 더 자라 척추측만증으로 발전해 간다.

40. 아이의 목이 짧다.

41. 아이의 유두가 크게 보인다. 가슴이 크게 보이거나 가슴이 나왔다.

42. 아이 가슴이 새가슴이다. 흉골이 과도하게 솟아나와 앞으로 돌출되었다.

43. 아이의 엄지손가락이 꺾여졌다.

44. 아이의 발가락이 구부러졌다.

45. 아이가 변을 자주 본다. 정상적인 변의 횟수는 하루 한 번.

46. 아이가 변을 보지 못한다.

47. 아이가 살이 쪘다. 비만이다.

48. 아이가 말랐다.

49. 아이의 성장발육 상태가 또래에 비해 늦어 발달장애다.

50. 아이든 어른이든 어깨뼈가 뒤로 돌출됐다.

51. 아이든 어른이든 목이 앞으로 쏠렸다. 앞으로 숙였다고 표현하기도 한다.

52. 아이든 어른이든 목이 뒤로 젖혀졌다.

53. 아이든 어른이든 눈을 껌벅거린다.

54. 아이든 어른이든 코끝을 뱅글뱅글 돌린다. 코끝을 씰룩거린다.

55. 아이든 어른이든 눈꺼풀에 경련이 인다.

56. 아이든 어른이든 얼굴을 찡끗찡끗한다.

57. 잠잘 때 손을 떤다.

58. 평상시 발을 떤다.

59. 머리가 무겁다.

60. 눈이 피곤하거나 아프다.

61. 배가 아프다.

62. 손발이 차다.

63. 등이 결리고 아프다.

64. 어깨가 아프다.

65. 무릎이 아프다.

66. 허리가 아프다.

67. 혈색이 하얗다.

68. 혈색이 검다.

69. 얼굴이 붉다.

70. 열이 올랐다 내렸다 한다.

71. 입에서 냄새가 많이 난다.

72. 많이 추워한다.

73. 손이나 발에서 열이 난다.

74. 변에 냄새가 심하다.

75. 변을 굵게 본다.

76. 메스꺼움을 자주 느낀다.

77. 피부에 아토피가 있다.

78. 여드름이 난다. 얼굴에 피부병이 심하다.

79. 손발의 껍질이 벗겨진다.

80. 가슴이 아프다.

81. 엉덩이가 아프다.

82. 엉치가 아프다.

83. 발목이 아프다.

84. 손끝이 붉게 보인다.

85. 자주 열이 난다.

86. 피부에 발진이 자주 생긴다.

87. 항문 주변에 발진이 생기면서 짓무른다.

88. 피부가 꺼칠꺼칠하다.

89. 소름이 항상 돋는다.

90. 긁으면 줄이 생긴다.

91. 하품을 자주 한다.

92. 아무 때나, 시도 때도 없이 잠을 잔다.

93. 콧물을 자주 흘린다.

94. 왼쪽과 오른쪽의 코끝 길이가 다르다.

95. 눈의 충혈이 자주 된다.

96. 배고픔을 참지 못한다.

97. 밥을 안 먹어도 배고픈 줄 모른다.

98. 소변을 자주 본다.

99. 소변을 자주 보지 않는다.

100. 아랫배가 차다.

101. 생리불순이다.

102. 치질이 있다.

103. 자궁이 빠졌다.

104. 코피가 자주 터진다.

105. 눈에 핏줄이 터진다.

106. 눈물이 많이 난다.

107. 눈에 건조증이 있다.

108. 생리과다다.

109. 무월경이다.

110. 생리통이 심하다.

111. 임신이 되지 않는다.

112. 습관성 유산이 된다.

113. 남자가 발기부전이다.

114. 남자가 발기 후 수축이 안 된다.

115. 남자가 조루증이다.

116. 풍치가 있다.

117. 잇몸질환이 심하다.

118. 코를 심하게 곤다.

119. 잠을 잘 때 이빨을 간다.

120. 통풍으로 고생한다.

121. 혓바늘이 자주 돋는다.

122. 편도가 자주 붓는다.

123. 전립샘이 좋지 않다.

124. 메스껍고 귀에서 소리가 난다.

125. 추위를 탄다.

126. 몸이 떨리고 시리고 저리다.

127~140. 고혈압, 당뇨, 심장질환, 간질환, 위장질환 등 각종 성인병으로 고생한다.

이외에도 다양한 증상들이 나타나지만 지면상 줄인다.

소아 성인병 해결하지 못하면 미래는 암흑

신생아에서부터 잘못된 뼈로 인해 올 수 있는 병들을 찾아보았다. 잠깐 적어도 140여 가지에 이른다. 증상들은 제대로 된 원인을 못 찾아 계속 다른 병으로 파생이 된다.

일전에 1~4살까지 소아의 10%가 매일 코골이를 하고 4살짜리가 고혈압 환자라는 신문 보도가 나왔다. 코골이는 그렇다고 쳐도 4살짜리가 고혈압 환자라니? 왜 이렇게 나이 어린 환자가 생겨났을까? 그런데 치료방법으로 신문에서는 계속해서 관리를 해야 한다고 했다. 그럼 4세 고혈압 환자는 앞으로 평생 동안 혈압약을 먹어야 할까? 그건 아니다. 4세에 고혈압이 왜 왔는지 원인을 찾아서 치료를 해야 하는데 서양의학에서는 원인을 못 찾는다.

나는 여기서 동서의학의 잘잘못을 논하자는 것이 아니다. 다만 이 세상의 모든 기술을 가진 사람들은 자신의 기술을 세상밖에 마음껏 드러내 놓고 기술을 발휘하며 부와 명예를 쌓아간다.

캐나다 밴쿠버올림픽에서 김연아 선수의 우승소식으로 연일 뜨겁다. 우리나라는 금메달 6개, 은메달 6개, 동메달 2개를 따서 종합 4위를 했다. 각자 갈고 닦은 기술로 메달을 딴 선수들은 국위 선양을 하고 포상금도 두둑이 받았다.

이렇게 모두 자신의 가치를 드높일 수 있는 세상인데 왜 의료부분만이 사각지대에 놓여 있는지 의문이다. 사각지대를 인정하지 않으면 앞으로의 의학은 일정 부분은 해결하겠지만, 나머지는 영원히 해결하지 못하고 '현대병'이란 정체불명의 병명 하에 방치해 둘 수밖에 없다.

특히 너무나도 안타까운 것은 소아가 성인병을 가지고 있는 소아성인병 환자들이다. 이 아이들이 자라나 성인이 되는 세상이 오면 그 세상은 자동 암흑으로 갈 수도 있다. 몇 명만이 존재한다면 멸망은 없겠지만, 소아성인병이 불어나는 속도를 보면 우려가 되지 않을 수 없는 상황이다. 그런 점에서 나는 모든 건강의 기초가 되는 뼈에 주목을 하라고 누누이 소리를 높이게 된다.

3. 골격학으로 풀어본 비만의 치료점

> **비만은 척추장애에서 오는 병이다**

보건복지가족부 조사에 따르면 7~12세 사이 소아청소년의 비만 유병률이 지난 10년간 2배가량 늘었다고 한다. 1997년에 5.8%이던 것이 2007년에 10.9%로 증가해 미국 어린이 비만율과 거의 비슷해졌다고도 한다. 그런가 하면 우리나라 성인 남성의 36%가 '비만'이며 이 역시 대표적인 비만국가인 미국과 비슷하다. 가히 '비만공화국'에 살고 있다.

그래서 이제는 소아·청소년의 비만이 사회적인 관심사에서도 밀리는 지경이다. 방송이나 신문에서 화제로 삼지만 마땅한 치료법이나 대책이 없으니 시들할 수밖에 없다.

걱정인 것은 미국의 흑인이나 백인의 비만 체형과 우리 아이들의 비만 체형이 겉보기에 비슷해지고 있다는 데 있다. 비만환자 본인과 그 부모의 고통만이 아니다. 국가의 세금이 축나고 다른 건강한 사람들의 재정적 부담까지 지운다. 오죽했으면 미국에서 비만과의 전쟁을 선포하겠는가.

그러나 그럴수록 패스트푸드, 운동부족 등으로 비만이 될 수밖에 없는 환경이 오히려 조장되며 치료는 아직 미궁이다. 비만은 개인에게만 귀책사유가 있는 본인만의 삶의 전쟁으로 내맡겨져 있다.

하지만 나는 비만을 능히 해결한다. 비만이 왜 안 고쳐지는지 궁금할 따름이다. 먹는 것을 줄이고 운동을 열심히 해야 하는 것으로 알려져 있지만 천만의 말씀이다. 살 빼는 것은 쉽다.

소아 비만은 아이의 일생을 생각할 때 아주 위험하다. 소아 당뇨 같은 소아 성인병으로 연결되고 성인이 되어서도 비만일 확률을 높이게 되기 때문이다. 살이 찐 소아들의 피부를 보면 살이 찌다 못해 터지기까지 한다. 임산부처럼 살갗이 터 있다. 물론 이렇게 터진 것은 관리를 해주면 얼마든지 정상으로 회복될 수 있다.

비만의 폐해는 관절염, 고혈압, 당뇨병, 심장질환, 고지혈증, 지방간, 담석증 등과 같은 각종 성인병을 유발시키는 데 있다. 세계보건기구(WHO)의 전망을 보면 2020년에는 전체 질환의 60%, 전체 사망 원인의 73%가 비만이 원인이 될 것으로 내다본다.

우리나라에서도 그냥 두고 볼 수 없어 팔을 걷어붙이고 가장 시급한 쪽인 소아청소년의 비만 해소를 위해 각 구청이나 학교에서 '청소년 비만교실'을 적극 운영하고 있으나 해답은 미궁이다. 국내는 물론 전 세계적으로 그렇다.

그러나 나는 이런 소식을 접할 때마다 방향이 잘못됐다는 생각을 지울 수가 없다. 비만 해소를 위한 프로그램들을 보면 대동소이하다. 주된 방법은 식이요법과 운동요법, 심리요법이다. 먹고 싶은 욕망을 다른 곳으로 돌려 억제하는 심리요법을 쓰면서 섭취 칼로리를 줄이고 유산소운동을 시킨다.

그런데 이런 방법은 크게 성공하지 못한다. 살을 빼려고 애를 쓰는 순간에는 살이 빠질지 몰라도 다시 원위치로 돌아간다. '요요현상' 이 일어나고 어떤 경우에는 살을 빼기 이전보다 훨씬 더 살이 찐 상태가 되기도 한다.

아이들이 좋아하는 장난감 중에 '요요' 라는 게 있다. 동그란 원형 가운데에 탄력 있는 끈을 매단 것으로, 손가락에 이 끈을 감아 끼우고 아래로 늘어뜨리면 내려갔던 요요가 다시 빠르게 위로 올라온다. 요요현상이란 것은 바로 이 장난감에서 힌트를 얻어 붙여졌다. 즉 체중 감량 후 다시 체중이 증가하는 현상을 장난감인 요요에 빗대 표현한 것이다.

소아 비만이건 성인 비만이건 비만 환자에게 요요현상이 일어나는 것은 당연하다. 원인을 잘못 짚었기 때문이다. 비만의 원인은 살이 찐 것에 있지 않다.

비만환자를 단순히 살찐 환자라고 착각해서는 비만 문제를 해결할 수 없다. 비만환자에게는 밥을 굶고 열심히 운동을 하라고 해도 못한다. 살이 찐 사람들은 운동을 못한다. 힘이 없어서 못한다.

살이 찐 사람은 살이 쪄 있는 것이 아니라, 척추 장애가 원인이다. 다시 말해 척추장애로 시작된 상태다. 원인은 거기에 있는데 애나 어른이나 모두에게 "살을 빼라."고만 하면 백전백패한다. 밥을 줄이거나 운동에만 매달릴 것이 아니라 원인과 증상을 찾아서 관리하는 방법을 가르쳐 주면 오히려 살이 빠지면서 체력도 좋아진다.

> **척추관리 통해
> 부종 풀어야
> 비만 해소**

비만 증상은 어디서 올까? 영양부족이나 신장이 나쁘거나 과로 등에서 온다. 영양부족에 걸린 사람이 활동을 무리하게 하면 체력이 딸려서 붓는다. 현대인들은 잘 먹어서 탈인데 영양부족이라고 하면 무슨 말인가 고개를 갸우뚱할 수 있다.

역설적이지만 잘 먹는 사람일수록 고장 난 사람이라고 보면 된다. 영양부족에 걸린 사람은 입에서는 먹을 것이 당겨 정신없이 먹지만 영양흡수가 안 된다. 대부분 골격에 이상이 있고 그 여파가 장기에 미쳐 오장육부가 제 기능을 못하고 있기 때문이다.

살찐 사람을 관찰해보면 알 수 있다. 먹을수록 더 먹고 싶어 한다. 왜? 영양이 부족하기 때문이다. 장기가 원하는 영양 부분이 있어서 이것저것 먹고 싶어 먹지만 흡수가 안 되기 때문에 문제가 된다.

신장이 안 좋을 때는 체내에 가스가 차고 노폐물의 배설이 원활하게 되지 않는다. 신장이 하는 역할은 노폐물을 걸러내고 체액을 일정한 상태로 유지하는 역할을 한다. 신장 기능 저하로 가스가 차는 이유는 척추 때문이다.

척추가 변형되어 있으면 척추 위치에 따라 증상이 나타난다. 우선 뼈를 둘러싼 근육이나 인대에 이상이 생겨 인대가 늘어나거나 주변 근육이 단단하게 굳어 통증이 생긴다.

이런 증상이 계속되면 혈관이나 임파, 신경도 눌리게 된다. 조금만 일해도 힘이 들고 자고 나도 피로가 풀리지 않는다. 몸 상태는 과로가 되고 만성피로로 이어진다. 비만은 척추장애로 장기가 자기역할을 못하는 것이 원인이다. 원인에 대한 의학적인 정보를 살펴보면 원인은 조직 내에 림프액이나 조직의 삼출물 등의 액체가 고여 과잉 존재하는 상태를 의미하는 용어다.

비만 관련 질환은 단순히 피부가 붓는 것에서부터 심장질환, 간경변, 신장질환, 정맥이나 림프관장애에 이르기까지 아주 다양하게 나타난다. 이 모든 것이 척추 때문이고 밸런스가 깨져 일어날 수 있다.

비만도 그렇지만 어떤 환자가 신장이나 위 등이 안 좋아서 왔을 때는 그 장기 하나만 나빠서 온 것은 아니다. 합병증이라고 봐야 한다. 그래서 신장이나 위 등에만 초점을 맞춰서는 고칠 수가 없게 된다.

또 체중은 아무 때나 재는 것이 아니다. 다이어트를 한다고 해서 시도 때도 없이 체중계에 올라가는 경우가 있는데 살은 생각나는 순간, 무작위로 아무 때나 재는 것이 아니다. 재야 하는 올바른 시간이 있다.

체중계만 믿고 '살이 쪘다, 아니다'를 판단해선 오류를 범하게 된다. 이런 내용도 모르면서 '내 살이 얼마나 쪘는지'를 이야기한다면 그건 상식이 없는 행동이다. 체중을 잴 때도 중요한 원칙이 있다는 걸 꼭 기억하자.

> **밥 잘 먹고 운동하지 말아야 살이 빠진다**

"살을 빼고 싶으면 골격관리를 하며 밥을 많이 먹고 운동을 하지 마라!"

내가 주장하는 비만의 처방이다. 내가 이런 주장을 하면 사람들은 반문한다.

"살을 빼려면 밥 적게 먹고 운동을 많이 해야 하는데 무슨 소리입니까?"

사람들이 이런 말을 하는 것도 무리는 아니다. 다이어트를 결심하는 대개의 사람들이 택하는 방법은 허기를 참는 식이요법과 운동이기 때문이다. 상식적으로 알고 있는 방법이다.

그러나 살을 빼려면 이렇게 하면 절대 안 된다. 골격관리를 하며 오히려 세끼 배부르게 밥을 잘 챙겨 먹고 운동을 하지 말아야 한다.

"살을 빼려면 실컷 먹어야 합니다. 먹고 싶으면 먹어야 합니다."

모 기자에게 내가 이런 말을 하니 반신반의했다.

그래서 믿지 못하겠거든 "내가 시키는 대로 해 보세요." 하고 말했다. 그 사람은 내가 먹으라는 대로 먹었다. 그리고 나서 다음과 같은 말을 했다.

"원장님 방법대로 하니 배가 금방 고프고 소화가 아주 잘 되었어요."

그러면서 살이 찌는 게 아니라 살이 빠졌다고 한다.

왜일까? 원리를 생각해 보니 아침이면 쾌변보고, 체하지 않고, 컨디션이 좋았다는 것. 그러니 실컷 먹었음에도 살이 안 찌고 빠지더라는 것이다. 그 사람은 그 후 "난 체험자다."라고 말한다.

살찐 사람은 잘 먹는 것 같아도 흡수가 안 된다. 게다가 체력은 약해 있다. 그런데 굶으면서 운동을 한다? 이렇게 해서는 열이면 열 살을 빼기 어렵다.

다른 모든 질병도 마찬가지지만 살을 빼려면 원인을 찾아서 증상을 해결할 수 있는 방법을 찾는 게 급선무다.

골격을 관리하면서 음식 관리도 해야 살을 뺄 수 있다. 내게는 살을 빼고 건강하게 관리하는 방법이 있다. 이 방법이 궁금하다면 후일 내 강의를 들으러 오면 된다. 강의를 통해 노하우를 공개할 계획이다.

4 골격학으로 풀어본
당뇨병 관리법

서양의학에서 뭐라든 내 방식대로 관리

당뇨병은 대표적인 성인병으로 꼽힌다. '소갈'이라는 병명으로 옛날부터 있었던 병이지만 현대에 와서 환자 수가 늘어 현대병이라고도 한다. 또 미국이나 유럽 등의 선진국에 환자가 많아 선진국형병이라고도 한다. 우리나라에서도 잘 먹고 사는 사람들이 걸린다고 하여 '부자병'이라고도 한다.

여러 이름으로 부르는 것은 이 병이 인기가 있어서가 아니다. 그만큼 무서운 증상이기 때문이다. 증상이 악화되면 치명적인 합병증을 동반하게 된다.

하지만 관리를 철저히 하면 정상생활이 가능하다. 그것이 치료법이다. 그런데 관리를 잘하기가 생각처럼 쉽지 않다. 당뇨환자를 시험하기 위해 만들어진 것처럼 도처에 유혹의 손길과 함정이 도사리고 있다. 그래서 참 불행한 병이라고도 한다. 사교나 비즈니스를 위한 자리마다 당뇨환자에게는 부담스러운 자리다.

도시락을 싸들고 동료들과 함께 식당에 갈 수도 없고, 회식 자리에서 자신이 먹는 식이요법용 감자찜이나 현미잡곡밥을 먹겠다고 꺼내

놓을 수가 없다. 한국인들은 정이 많아서 술이든 음식이든 늘 상대방에게 강요하듯 권하기 때문이다.

또 운동과 청결유지도 여간 귀찮은 일이 아니다. 취미로 즐기는 운동은 재미있어서 하지만, 이것이 병 치료 차원에서 하는 운동이 되면 힘들고 귀찮다. 청결을 유지하는 것도 마찬가지다. 면역성이 떨어져 작은 상처가 덧나고, 상처가 덧나 썩어가도 통증이 없어 느끼지 못한다. 작은 환부가 자신도 모르는 사이에 썩는 사례도 있다. 당뇨환자 중 발의 무좀을 무신경하게 방치했다가 발가락이나 발을 절단하는 사례가 많이 있다.

이렇게 철저히 관리해도 심장병, 고혈압, 통풍 등 치명적인 합병증의 가능성이 열려 있다. 그래서 어떻게든 완치하기를 바란다. 하지만 아직까지 국제적으로 공인된 당뇨병 완치 방법은 보고된 적이 없다. 인슐린 분비 메커니즘 가운데 사소한 한 부분에 대한 연구만으로도 공중파 방송 아홉시 뉴스에서 소개될 정도로 떠들썩해진다.

우리 골격원에 와서 관리를 받는 당뇨환자가 있다. 물론 원인치료에 대한 기대를 가지고 온다. 안양에서 나를 찾아온 어느 60대의 Y여사님은 당뇨에 관한 한 산전수전 다 겪은 분이다.

Y여사님은 아주 힘이 없는 모습으로 골격원에 왔다. 체격도 왜소했다. 눈도 안 좋고 귀도 안 들린다고 호소했다.

"눈이 뿌옇게 보이더니 계속 잘 안 보여요."

"이런 상태로 좀 더 진행된다면 이명도 올 수 있고 실명할 수도 있어요. 뼈도 아주 약하고요. 지금 상태로는 무엇 하나 어떻게 해볼 수가 없어요."

치료든 관리든 하려면 체력이 요구된다. 그러나 지금까지 어떻게 관리해 왔는지도 궁금했다.

"당뇨를 앓은 지 몇 년 됐어요. 그동안 쌀밥 한 번 마음 놓고 못 먹고, 날마다 운동해야 하고… 참 불행한 생활이에요."

여사님도 당뇨병에 관한 한 거의 박사나 다름이 없었다. 그런데도 나는 내 방식의 관리 시스템에 대해서 말해주었다.

"서양의학에서 뭐라든 나는 내 방식으로 관리합니다."

운동을 하기 싫으면 하지 말고, 쌀밥이 먹고 싶으면 쌀밥도 마음껏 드시라고 했다. 의아하게 생각했으나 Y여사님은 내 말에 따랐다. 골격원에 와서 원장인 내 말, 골격원 규칙을 따르지 않는다는 것은 치료받지 않겠다는 말과 같기 때문이다.

"원장님 너무너무 행복해요!"

당뇨병을 관리하는 데 행복해 하면서 치료를 받는 것이 그리도 기쁜 모양이었다.

이런 행복한 치료가 가능한 것은 당뇨의 원인을 골격 균형에서 찾기 때문이다.

나는 원인이 되는 그 지점을 찾아내 관리함으로써 호르몬이 정상적인 기능을 하도록 도모한다. 무작정 쌀밥을 먹고, 운동이 하기 싫으면 하지 말라는 것이 아니다.

골격원에서 관리를 받기 시작하자 곧 기운이 회복됐다. 그리고 약을 안 먹고 밥 잘 먹게 하였더니 금세 호전됐다. 당뇨의 수치도 의도한 만큼 떨어졌다. 뼈 관리가 그렇게 중요하다. 체력을 기르게 하면서 뼈를 통해 원인치료의 기틀을 잡았던 것이다.

개인에 따라 편차가 있고, 골격의 균형이 어긋난 부위도 사람에 따라 다르다. 같은 당뇨라 하더라도 일률적으로 똑같은 뼈를 똑같은 방법으로 바로잡는 것은 아니다. 매 경우마다 환자의 예후가 각각 다른 것이다. 지구상에서 당뇨는 아직 정복이 먼 질병이지만, 나는 이렇게 골격학으로 당뇨를 관리하고 있다.

"먹고 싶은 쌀밥 실컷 먹고 하기 싫은 운동 안 해서 너무 행복합니다. 몸도 힘이 나고 당뇨라는 짐을 지고 항상 가위 눌린 생활을 했었는데 너무 감사합니다."

이런 말을 들을 때면 그렇게 뿌듯할 수가 없다.

5. 골격학으로 풀어본 어지럼증의 이해

빈혈보단 뇌졸중, 수족중풍으로 가는 전조증상

30대 중반의 주부인 L씨가 있었다. 그녀는 몸이 붕 떠서 구름 위를 걷는 듯한 증상 때문에 고생을 하고 있다. 혹시 빈혈 때문이 아닌가 싶어 빈혈약을 사 먹었지만 증상이 나아지지 않았다.

50대 초반의 주부인 H씨는 어지럼증이 심해 아예 외출할 엄두를 내지 못했다. 길을 걷다가 갑자기 언제 어느 때 눈앞이 아찔하며 주변이 뱅글뱅글 돌지 몰랐다. 큰 사고라도 당할까 겁이 나 밖에 나가는 것을 꺼렸다. '몸이 허해서 그런가?' 하고 보약도 지어먹었다. 하지만 차도가 없었다.

어지럼증을 호소하는 사람들의 증상은 여러 가지로 다양하다. '눈이 빙빙 돈다, 천장이나 하늘이 돌아간다, 물체가 위 아래로 움직인다, 세상이 흔들흔들하며 구토증이 치민다, 갑자기 땅이 한쪽으로 푹 꺼지며 쏠려 중심을 잡기 어렵다, 몸이 지상 위로 떠서 마치 구름 위를 걷는 듯 휘청거린다, 정신이 몽롱해진다, 머리가 텅 빈 것 같다, 픽 쓰러진다, 사람이 잘 보이지 않는다.'

사람에 따라 워낙 증상이 다양하고 개인차가 심하다. 그런데 어지러운 증상이 나타나면 대부분의 사람들은 빈혈을 떠올리게 된다. 하지만 '어지럼증=빈혈'은 대표적인 오해다. 어지럼증 중에서 빈혈이 원인인 경우는 그리 많지 않다. 빈혈은 약 5%에 지나지 않는다.

그보다 중요한 것은 귀에 이상이 있거나, 뇌 또는 심혈관계의 이상에서 비롯된다. 또 뇌혈관이 막히는 뇌졸중의 초기나 손발이 저린 수족중풍, 혈압의 이상에서 어지러운 증상이 나타난다.

귀의 이상은 평형기관을 담당하는 내이나 중이에 문제가 생기게 되어 귀에서 소리가 나는 이명과 함께 어지럼증이 온다. 심혈관계 이상은 뇌, 특히 뇌간 부위가 일시적인 허혈 상태로 혈액공급이 부족한 상태에 빠짐으로 인해 발생하게 된다. 즉 뇌에 산소를 공급하는 혈액공급에 지장을 주는 각종 질환으로 인하여 생기게 된다.

뇌졸중은 뇌로 가는 혈관이 막히거나, 뇌출혈에 의해 뇌에 대한 혈액공급이 끊어질 때 발생한다. 그런데 뇌혈관의 이상은 갑자기 나타나지는 않는다. 뇌의 동맥과 정맥 기형에 의한 뇌출혈을 제외하고는 혈관의 병이 진행되어 혈관이 견디지 못할 정도가 되면 터지거나 막혀 나타나게 된다. 그런데 이에 앞서 다음과 같은 전조증상이 나타난다.

- 어지러움과 함께 평형장애가 오고 편두통이 오거나 머리가 아프다.
- 마냥 힘이 없다.
- 의욕이 떨어진다.
- 감각이 없다.

- 귀에 이명이 온다.
- 왼쪽, 오른쪽 다리가 저리고 쥐가 난다.
- 뒷목이 뻣뻣해지면서 어깨가 아프다.
- 시야가 흐려진다.
- 눈이 많이 피곤하다.
- 자주 충혈된다.
- 언어장애가 온다.

이명이나 손발이 저린 것은 보편적으로 오른쪽으로 시작하는데 왼쪽이든 오른쪽이든 어느 쪽에서든 시작할 수 있다.

수족중풍은 손발이 자꾸 저리고 차고 식은땀이 나고, 때로는 손끝과 발끝이 물에 오래 불은 것처럼 허옇게 불어 보이고 약간 푸른 기가 돌 수도 있다. 그러면서 허리도 아프고 다리에 정맥류가 생길 수도 있다.

저혈압도 어지럼증의 원인이 된다. 저혈압은 혈액량이 감소하거나 혈관 용량이 증가하여 혈압이 비정상적으로 낮아진 상태다. 밥을 적게 먹는다든가 해서 말랐다거나 체력이 저하된 사람에게서 많이 발견된다. 저혈압 환자는 장거리나 쇼핑 등 체력을 소모하는 행동을 절대 피해야 하고 체하지 않아야 한다.

어지럼증의 원인이 귀의 이상이나 심혈관계 이상, 뇌졸중, 수족중풍, 혈압 등 어디에 있든지 원인은 하나라고 본다. 즉 골격의 이상에서 파생된 것이라고 보는 것이다. 이 방법으로 뼈를 관리하면 어지럼증의 원인이 어디서 비롯되었든지 낫게 된다.

물론 귀의 이상이나 심혈관계 이상, 뇌졸중, 수족중풍, 혈압 등 각각에 따라 뼈를 다루는 방법은 다르다. 뼈에 이상이 있다고 해서 한 가지 방법으로만 뼈를 다루는 것은 아니다. 뼈를 관리하는 방법은 일률적인 것이 아니라 여러 가지다. 30여 년 노하우를 적용하여 어지럼증을 관리할 비법이 있다.

비법은 있지만, 저혈압에서 오는 증상은 병원에서도 답이 없다. 본인이 먹어서 해결해야 하는 방법이기에 저혈압은 도움을 줄 수도 받을 수도 없다. 그래서 저혈압이 고혈압보다 무섭다는 것이다.

6 골격학으로 풀어본 **뇌졸중의 이해**

> **전조증상이 나타날 때 주의 집중해야**

뇌졸중은 대표적인 뇌혈관질환의 하나다. 뇌혈관질환은 친숙한 병이지만 한국인이 사망에 이르는 제1위 질환이다. 참고로 2위는 심장마비, 3위가 간질환이다. 한 번 발병하면 죽거나 죽음에 이를 때까지 원상복구가 불가능한 무한공포의 질환이다. 응급처치를 얼마나 빨리했느냐, 후속 관리를 어떻게 했느냐에 따라 상태를 호전시키는 것은 가능하지만 발병 직전으로 되돌리지는 못한다. 발병 전에는 예방할 수 있다.

뇌졸중은 곧 중풍이다. 뇌출혈과 뇌경색으로 구분한다. 뇌혈관질환의 원인이 되는 고혈압, 당뇨, 과로나 스트레스, 어지럼증 등을 유발한 골격상의 불균형 원인 지점이 각각 달라서다.

뇌출혈과 뇌경색의 현상을 간단히 살펴보자. 뇌출혈은 뇌혈관의 파열로 출혈이 생기는 것을 말한다. 즉 이 출혈로 인해 뇌신경이 손상되고 결국 몸이 마비되거나 기억을 잃는 것이다.

뇌출혈은 고혈압일 경우에 흔히 발생하는데, 뇌내의 소동맥류가 꽈리처럼 부풀어 있다가 과도한 스트레스 등에 의한 급격한 혈압상승으로 파열된다. 드라마에서 철없는 아들과의 대화 중에 뒤로 넘어가는 아버지, 회사부도 소식을 접하고 쓰러지는 회장, 화장실에서 변을 보다 쓰러지는 할아버지가 이런 경우다.

뇌경색은 뇌혈관의 어느 부위가 막혀서 뇌 말단신경까지 보내야 할 혈액을 공급하지 못해 일어나는 질환이다. 죽거나 졸도하기도 하며, 조금씩 뇌세포가 교체되기도 한다.

뇌혈관이 막히는 원인이 동맥경화에서 비롯된 경우를 뇌혈전이라고 한다. 또 심장에서 온 혈전이 혈류를 타고 와서 박힌 경우를 뇌색전이라고 한다.

여기서 혈전은 '피떡'으로 덩어리가 진 끈적끈적한 피가 가는 혈관을 틀어막아 말단 부위로 피를 보내지 못하게 하는 것이다. 혈액을 공급받지 못하면 세포는 괴사하게 되고, 어느 부위에서 괴사가 일어나느냐에 따라 뇌졸중의 증상도 달라진다.

뇌졸중은 발병하기 전에 진단이 가능한가?

서양의학은 결과를 중시한다. 따라서 발병이 되기 전에는 그에 대한 마땅한 대책이 없다. 물론 뇌졸중의 전조증상이 있다. 흔히 나타나는 전조증상은 다음과 같다.

- 우선 머리가 아프다. 편두통으로 시작한다.
- 어지럽고 메스껍다.
- 또 마냥 힘이 없고 의욕이 떨어진다.
- 귀에 이명이 있다. 좌우측 양쪽 귀에 이명이 온다.

- 좌우 다리가 저리고 쥐가 나기도 한다.
- 뒷목이 뻣뻣해지면서 어깨가 아프기도 한다.
- 눈이 많이 피곤하고 충혈되기도 한다.
- 입에서 악취가 난다. 사람이라면 누구나 나는 보통의 입 냄새가 아니라 익숙하지 않은 역한 냄새가 난다.
- 얼굴에 홍조가 나타나기도 한다.

내 방식으로 분류하는 수족마비 중풍도 전조증상이 있다.
- 손발이 자꾸 저리고 차고 식은땀이 난다.
- 손끝 발끝이 물에 오래 담갔을 때 불은 것처럼 허옇고 푸른 기운이 보인다.
- 허리도 아플 수 있고 다리에 정맥류가 생기기도 한다.

이 증상에서 골격학적 변형이나 뒤틀림의 근원을 알아낼 수도 있다. 골격학적인 관리를 통해 예방치료가 가능하다. 쓰러져 중풍 환자가 된 뒤에 치료하는 것보다 미리 예방하는 것이 환자는 물론 사회에 백 번 바람직하다. 하지만 서양의학은 쓰러지기 전에는 병이 아니라고 본다. 전조증상이 나타나도 그 증상을 고칠 만한 마땅한 대책이 서지 않는다.

골격관리 통해 뇌졸중 진행 막아야

언젠가 나는 어느 외과의사가 쓴 뇌혈관의 꽈리 수술에 대한 기사를 읽은 적이 있다. 뇌혈관에 꽈리가 생긴 원인을 찾아 1차 정맥류를 수술해보고, 2차 목 부위 혈관을 수술해 보고,

목뼈가 혈관을 누르고 있어 그것까지 절개하는 수술을 했는 데도 꽈리가 없어지지 않아, 결국 뇌혈관의 꽈리를 수술했다는 것이었다. 의사 나름으로 예방치료를 위해 애쓴 이야기다.

골격원에 온 환자 중에서 나는 종종 뇌졸중에 거의 임박한 환자를 만난다. 몸이 아프지만 병명을 알지 못해 이 병원 저 병원을 전전하다가 온 경우로 내 눈에는 한눈에 뇌졸중이 보인다. 며칠 후가 될지 모르지만 뇌졸중에 이를 것이다. 식물인간이 될 수도 있고 죽을 수도 있고 반신불수가 될 수도 있는데, 사람들은 발병이 돼 봐야 안다. 문제가 터진 뒤에 병원으로 갈 것인가? 골격원에서 관리를 받으면서 예방할 것인가?

그것은 환자와 그 보호자의 몫이다. 골격관리를 통해서 뇌졸중으로 진행되지 않고 병이 호전되기 시작하면 정말 뇌졸중 위험이 있었는지 의심스럽기도 할 것이다. 하지만 어쨌든 환자는 앓던 병을 고치고 뇌졸중도 발병하지 않게 되는 것은 거의 확실하다.

"지금 머리가 아프고, 등짝이 아프고, 어깨가 아프고, 가슴이 터질 것 같이 아프고, 기억력이 없어 금방 한 일도 잊어버리고, 손발이 저리고 다리에 마비 증상이 있지요?"

한눈에 봐도 그런 여러 가지 증상으로 골격원을 찾아온 사람이었다. 환자는 하나 빠짐없이 사실이라고 인정한다. 이렇게 분명한데 병원에서는 병명을 찾지 못한다.

뇌졸중 중에서도 뇌출혈은 최근 상대적으로 발병률이 낮아지고 있다고 한다. 고혈압으로 인한 뇌출혈이 많은데 혈압강하제가 결정적인 기여를 하고 있다고 한다. 생활수준 향상과 건강지식이 풍부해져 고혈압 진단을 받고 혈압약을 일상으로 먹는 사람이 많다.

하지만 뇌경색은 여전히 만성과 급성으로 찾아온다. 뇌졸중은 오른쪽이나 왼쪽 어느 쪽으로도 오는데, 오른쪽으로 오는 경우 사망률이 굉장히 높다. 살아도 지능 저하가 심하다. 오른쪽으로 오면 언어장애, 용변 신호가 안 맞기도 하고 침을 흘리고 뇌기능도 어린 아이 지능으로 저하된다. 왼쪽으로 오면 그 정도가 상당히 양호하다.

수족중풍 환자의 경우 70% 정도는 자기 생활을 할 수 있다. 뇌경색이 약하거나 왼쪽으로 오는 경우는 예후가 좀 더 좋다.

7 골격학으로 풀어본 **고혈압의 이해**

**골격 균형의 이상을
찾아 관리하면
혈관 압력 줄어든다**

피는 혈관을 통해 흘러간다. 거미줄처럼 온몸에 촘촘하게 뻗어나간 이 혈관에 차 있는 피가 혈관으로 계속 돌아 밀어내는 압력이 혈압이다. 말단 부위의 가느다란 혈관에 피가 가하는 압력이 높은 경우를 고혈압, 낮은 경우를 저혈압이라 한다.

고혈압은 혈액이 너무 많이 고이거나, 혈관 벽에 찌꺼기 같은 것이 끼어 높은 압력이 가해지는 현상이다.

서양의학에서는 고혈압을 보통 본태성 고혈압과 2차성 고혈압으로 구분한다. 나는 본태성 고혈압은 없다고 보지만, 서양의학에서는 유전자를 지니고 태어났거나 원인을 알 수 없는 경우를 본태성 고혈압이라고 한다. 2차성 고혈압은 사고 등의 후천적인 어떤 일로 고혈압이 된 경우를 말한다.

서양의학적 측면에서 보면 고혈압은 본태성 고혈압 환자가 대부분을 차지한다. 통계상으로 보면 고혈압 환자의 95%가 본태성이며, 나머지 5%만이 2차성 고혈압이다.

과학은 여기까지다. 본태성 고혈압의 원인을 아직 밝혀내지 못하고 있다. 원인 불명이니 완치도 거의 불가능하다. 혈압강하제를 먹기 시작하면 10대에 먹거나 20대에 먹거나 50대에 먹거나 살아 있는 동안 계속 먹어야 한다는 것이 정설이다. 소아 고혈압 환자의 경우 참으로 끔찍한 일이 아닐 수 없다. 새로운 약이나 치료법이 개발되지 않는 한 이런 인류의 불행은 계속될 수밖에 없다.

이렇게 속수무책이지만 고혈압 환자들은 잘 살아가고 있다. 우선 혈압강하제를 먹는다. 그런 연후에 수도자처럼 경건하게 살면 된다. 금연·금주를 하고 적당한 운동을 한다. 또 살이 찌지 않도록 하며 짜게 먹지 않고 스트레스를 받지 않으면 된다. 현대 도시문명 생활을 하면서 지켜내기에는 벅찬 과정이지만 유전적으로 그런 인자를 갖고 태어났으니 도리가 없다.

그런데 정말 원인을 모를까? 골격학적으로 볼 때 원인을 아는 것이 그리 어려운 문제는 아니라고 본다. 고혈압은 모세혈관의 폭이 좁아져 생기는 질환이다. 같은 양의 혈액이 폭이 좁은 혈관으로 흐르는 과정에서 압력이 높아지는 것이다. 따라서 모세혈관의 좁아진 직경을 원상복구하면 된다.

그러나 서양의학적 개념으로는 이것을 원상 복구하는 것은 거의 불가능하다. 이물질이 낀 혈관 벽을 씻어 내거나 깎아내는 외과적 수술은 아직 도달하지 못한 경지다. 이제 겨우 막힌 혈관을 뚫는 수준이다. 그래서 혈압강하제를 복용하고 고혈압의 인자가 되는 모든 것을 피하며 사는 것으로 알고 있다. 대표적인 난치병으로 꼽히는 이유다.

모세혈관의 폭이 좁아지는 이유를 어디에서 찾을까? 콜레스테롤이 많은 음식을 먹고, 그것이 간에서 충분히 처리되지 못해 혈액을 타고 다니다가 혈관 벽에서 화학반응을 한 경우라면, 어려서부터 콜레스테롤이 높은 음식을 먹지 말았어야 했다.

정보화 시대를 살아가니 앞으로는 유전인자가 그런 신생아라면 태어날 때부터 그런 기록을 남겨서 조심하도록 해줄 수 있다. 그러나 언제까지고 '조심하라' 고 말한다는 것 자체가 지켜지기 어려운 한계를 지닌다. 미봉책에 불과할 뿐 속 시원한 방법은 아니다.

그런데 고혈압에 관한 이런 문제들은 골격 균형의 이상증상을 바로 잡아 주는 것으로 해결할 수 있다. 모세혈관의 압력을 부풀리는 골격의 이상을 살피는 것이 중요하다.

진단은 관점에 따라 다를 수도 있는데, 고관절이나 척추에서 문제가 파생하는 경우가 많다. 척추가 휘어지고 목뼈가 다시 부담을 느끼면서 고혈압이 생겨난다고 할 수 있다. 고관절이나 척추 어느 부위에 이상이 생겼는지 찾아 관리를 함으로써 연관된 장기들의 기능을 정상화하면 혈압도 정상으로 조절된다.

식이요법이나 운동, 혹은 정신적 수양으로도 웬만큼 완화시킬 수 있지만, 그것만으로 충분하지 않다. 골격 관리를 하는 것이 보다 근원적이며 보다 효과적이다. 이렇게 되면 간과 심장 등이 건강해지고, 거기서 만들어지는 건강한 혈액이 돌기 시작하면 몸은 자연치유력이 있어 원상복구 메커니즘을 되찾게 된다. 수술이나 약물 같은 물리적이고 인위적인 방법으로는 안 된다. 한쪽을 개선하면 다른 쪽에서 그 뒤탈이 생기는 식의 제로섬게임이 되기 십상이다. 문제가 된 골격을 관리하여

신이 준 천연의 치유력에 맡기면 된다.

"본태성 고혈압인데 그것이 가능한가요?"

물을 사람도 있을 것이다. 그러나 나는 서양의학에서 어찌 보건 본태성 고혈압은 없다고 본다. 혹 유전적으로 그런 인자를 지녔다고 해도 골격 관리를 하면 된다.

연구에 의하면 부모 중 한쪽이 고혈압이면 30%, 양쪽 모두면 50%까지 자녀가 고혈압이 될 확률은 올라간다고 본다. 그래서 이를 두고 고혈압의 유전성 등을 이야기하는데 나는 유전적인 것은 없다고 본다. 아이들이 자라면서 어른들의 생활방식을 따라 하는 것이기 때문에 유전적은 될 수 있으나 유전자는 없다고 보는 것이다.

서양의학에서는 유전자에 대한 개념을 온갖 분야에 적용하는데, 나는 그렇게 만능의 키라고 생각하지 않는다. 현실에 태어난 한 생명체는 누구의 것을 타고났건 간에 개별적인 존재다.

타고났기 때문에 못 고치는 것은 아니다. 열악한 조건, 즉 심약하거나 키가 작거나 장애가 있는 부모 밑에서 태어난 자녀가 후대에 강인한 체력의 스포츠선수가 되기도 하고, 비장애인으로 잘 살아가는 경우도 생긴다. 단점을 극복할 수 있는 근원적인 해결의 열쇠를 찾는다면 선천적인 것으로 보이는 한계라도 얼마든지 극복할 수 있다. 선천성은 몇 가지가 있을 수 있으나 유전은 없다.

8 골격학으로 풀어본 **심장병의 이해**

> **골격 균형이 깨지면 심장에 무리**

아침 출근길, 교통체증 구간에서 한 운전자가 갑자기 얼굴을 찡그리며 가슴을 움켜쥔다. 극심한 고통을 느끼며 한 손으로 양복 주머니에 손을 넣는다. 이쪽저쪽…. 가까스로 약병을 찾아 약을 꺼내 먹고 위기를 넘긴다. 심장질환 환자다.

양복을 갈아입으며 약을 챙기지 못했다면 그 환자는 길 위에서 사망했을 것이다. 심장마비는 사람을 가리지 않는다. 장소도 가리지 않는다. 시도 때도 없다. 유명인이나 무명인이나 어린이나 어른이나 구분하지 않는다. 집무 테이블에서, 아들과 대화하는 거실에서, 혹은 연인과 침대에 들었을 때 돌연히 찾아와 "아악!" 하는 비명 소리도 제대로 지르지 못하고 세상을 뜬다. 암과 함께 사망률이 가장 높은 질환으로 꼽힌다.

심장은 어떤 기관인가? 사람이 살아 있게 해주는 혈액을 공급하는 엔진이다. 무게는 성인의 경우 약 350~600g이며 근육으로 이루어져 있고 남자의 것이 좀 더 무겁다. 음식, 물, 공기 등을 섭취하여 혈액으로 만들면 이 혈액을 심장이 주기적인 수축과 이완을 되풀이함으로써 순환시킨다. 혈액을 온몸에 공급하는 펌프역할, 즉 박동을 하는 것이다.

이 박동이 바로 인간의 생명이다. 이 움직임 때문에 혈액이 모세혈관을 통해 신체 말단까지 공급되고 세포의 생성과 소멸이 진행되며 생명이 유지된다. 심장질환이 무서운 이유는 바로 이처럼 생명과 직결된다는 데 있다. 심장근육의 운동, 피를 내보내고 받아들이는 메커니즘, 혈관의 제반 문제 등 어느 하나라도 편치 않다면 죽음을 걱정해야 할 정도로 위험하다.

우선 심장의 구조를 보자. 우심실과 좌심실로 구분된다. 우심실은 온몸을 돌고 온 정맥 피를 폐로 보내는 기능을 한다. 좌심실은 폐로부터 들어온 산소가 많은 신선한 동맥피를 온몸으로 내보내는 역할을 한다. 피를 말단으로 보내는 펌프와 보냈던 피를 다시 끌어 모으는 흡입기를 동시에 지닌 기관이다.

이런 기능을 하기 위해서는 심장 근육이 건강해야 한다. 또 심장에서 뻗어나가는 동맥과 정맥이 건강해야 한다. 그리고 심장판막 등의 기관 특유의 여러 기능들이 모두 정상이어야 한다. 그 중 어느 하나라도 문제가 될 때에는 심장의 작동에 지장이 있고 바로 생명을 위협하는 상황이 된다. 특히 3개의 관상동맥의 상태에 따라 심장의 건강이 영향을 받는다. 서양의학에서 보는 심장질환은 이런 일련의 수행 작업에 차질이 빚어졌을 때 발생한다.

그러나 골격학에서는 수행 작업의 차질 문제를 야기하는 것은 골격 균형의 이상에서 찾는다. 골격의 문제로 인해 결과적으로 심장에까지 무리를 주었다고 보는 것이다.

심장질환은 대표적인 난치성 질환의 하나다. 종류도 다양하다. 하나씩 살펴보자. 우선 ▶ 선천성 심장질환이다. 심장은 잉태된 뒤 2개월여 만에 발생하는데, 이때 산모에게 가해진 다친 골격 등으로 심장발육이 비정상적이 돼 타고난다. 심장판막중과 같은 소아심장질환이 이에 속한다. 이 경우 정상생활을 하지 못하고 신체 발육도 부진하다.

▶ 심근경색은 관상동맥경화증을 주요 원인으로 꼽는다. 갑작스럽게 앞가슴 부위를 잡아 뜯는 듯이 아픈 통증이 오는데, 이는 관상동맥이 막히면서 혈액공급이 중단되어 심근이 순환장애를 일으키기 때문이다.

이렇게 심근경색이 오는 이유로는 고 콜레스테롤혈증, 고혈압, 당뇨, 비만, 흡연 등을 꼽는다. 비만한 당뇨질환자가 고혈압을 갖고 있을 때 심근경색 위험이 그만큼 높다고 할 수 있다.

▶ 협심증은 동맥경화증이나 혈전증, 혈관의 수·연축 등의 원인에 의해 관상동맥이 급성이나 만성으로 협착되어 일어난다. 이 협착으로 심장에 혈류 공급이 감소하고, 산소 및 영양공급이 부족하여 허혈상태가 되는 것을 말한다. 그래서 협심증을 허혈성 심장질환이라고도 한다. 짧을 경우 몇 초에서 몇 분 동안 발작적으로 앞가슴에 통증이 온다.

▶ 협심증은 크게 세 가지로 나눈다. 동맥경화증 때문에 만성적으로 좁아져 생기는 협심증, 혈전으로 좁아져 생기는 불안정형 협심증, 혈류장애가 발생하여 초래되는 협심증 등이다.

심부전증은 심장이 비대해져 혈액을 정상적으로 내보내지 못하는 질환이다. 순환기계에 이상이 생길 경우 심장은 비대해지면서 기능을 유지한다. 그러나 계속되는 부하를 견디지 못하고 혈액을 정상적으로 내보내지 못하는 상황이 되는 것이다. 급성으로 진행되면 쇼크를 일으켜 위험하다.

이런 심장질환으로 고생하는 많은 환자들이 골격원에서 관리를 받고 갔고, 현재도 관리를 받고 있다. 극심한 고통을 겪는 환자라도 우리 골격원에 와서 관리를 받으면 바로 편하다고 한다.

모 병원에 재직하는 의학박사의 손녀딸과 병원장 사돈 등은 특히 우리 골격원에서 관리를 받으면서 무척 행복해 했다. 마음껏 노래를 부를 수도 없고 뛰어놀 수도 없었던 6세의 아이는 벌써 초등학교 중급반에 이르렀고 전기밥솥 앞에까지 걸어가기도 버겁게 여기던 병원장 사돈도 이젠 무리없이 밥을 하고 거리를 활보한다.

당뇨·고혈압과 마찬가지로 심장질환도 골격 관리를 함으로써 잡을 수 있다. 엔진을 보호하는 프레임이 고장 났을 때 그 자동차의 엔진이 제대로 작동하기 어려운 것이 사실이다. 예를 들어 프레임이 약해서 엔진으로 들어가는 연료공급 호스에 문제가 생길 수도 있고 전자장치에 오류가 생기는 것과 같은 이치다.

그런데 심장병이라는 진단이 나오면 이미 한 40% 정도가 진행됐다고 봐야 한다. 심장의 변화가 작게 시작된 게 아니다. 아픈 증상 이전에 이미 여러 가지 전조증상이 나타났을 것이다. 관상동맥은 좁아지고 빈맥, 서맥, 부정맥이 잡혔을 것이다. 심장에 이상이 있어도 기관지가 감내해주기 때문에 그렇게 진행될 때까지 모르고 있게 된다.

심장질환 역시 나는 수술을 권장하지 않는다. 골격관리를 통해서 얼마든지 낮게 할 수 있기 때문이다. 그러나 나는 병리학적으로 어떤 기

전에 의해 질환을 고치는 지에 대해 의학적으로, 학구적으로 설명할 의사는 없다. 단지 기술로 실전을 보여줄 수는 있다. 모든 증상은 실전이 답이다. 이론이 아무리 장황하고 훌륭해도 실전이 담보되지 않으면 무용지물이다. 또 질병은 교과서적으로 움직이지 않는다. 그래서 이론보다 실전이 중요하고 앞선 경험이 된다.

서양의학적인 개념으로 설명하는 것이 맞지도 않거니와 그렇게 이해될 일도 아니다. 만일 내 말을 믿지 못한다면 환자를 골격원으로 보내 나를 시험해보면 알 수 있다. 병이 깊고, 여기저기 안 다녀본 곳이 없는 위중한 환자일수록 나는 더 환영한다.

심장병의 압통이 얼마나 고통스러운지 안다. 숨이 차고, 잡아 뜯는 것처럼 아프다. 일상생활을 잘 못한다. 나는 심장이 나쁜 경우, 원인에 상응하는 관리를 한다. 골격원에서 실전으로 경험해 볼 수 있다.

9 골격학으로 풀어본 **허리 병의 이해**

**척추수술
함부로 하면
다른 불균형 떠안아**

허리 병은 사람이 항상 달고 산다. 동물들처럼 네 발로 몸을 지탱하지 않고, 허리를 세우고 두 발로 서서 걷는 대가로 얻은 천형天刑일 수도 있다. 디스크니 좌골신경통이니 병명도 많이 있다. 또 아직까지 허리 아픈 병이 정복됐다는 보고는 세상 어디에도 없다. 병이 나면 그 상태에서 더 악화되지 않는 방법 이상의 대책이 없는 것으로 알려져 있다.

두 발로 서서 생활을 하고 있으니 허리를 다칠 기회는 널려 있다. 몸의 중심을 잃고 엉덩방아를 찧기도 하고 교통사고와 같이 외부적 요인으로 몸에 심한 충격을 당하기도 한다. 이럴 때 겉으로는 멀쩡해도 속으로 다른 병이 잉태되기 쉽다. 또 구부리고 있다가 일어설 때 잘못 되어 뼈의 가동점이 이탈하기도 한다.

허리는 몸의 중심이다. 그러니 허리가 아프다는 것은 그것으로 끝나지 않는다. 가동점의 이탈로 인해 전체 골격 균형을 흐트러뜨리고 다른 병, 특히 병명이 뭔지 모르는 병을 얻는 원인이 되기도 한다. 그래서 척추는 골격학에서 가장 큰 비중을 차지한다. 병명을 모르는 병으로 고생하는 환자들의 상당수가 척추의 문제로부터 기인하는 경우를 수도 없이 목격했다.

그런데 나는 허리 아픈 병으로 거동은 물론이려니와 눕지도 못하는 환자들을 수도 없이 고치고 있다. 엊그제의 일이다. 나한테 골격관리를 받고 있는 한 회원이 디스크 환자를 데려왔다. 내일 아침이면 디스크 수술을 받으러 들어가기로 돼 있어 안타까운 마음에 데려왔다는 것이었다.

"원장님 말씀이 수술을 하면 다시 기회가 없다고 해서 데려왔습니다."

병원에서 MRI를 찍어봤다고 한다. 경추가 협착돼 바로잡아 주는 수술을 하기로 했다는 것이었다.

"잘 왔어요. 젊으신 분이 벌써 수술을 하면 어떻게 되겠어요."

이마가 좌측에서 기울고, 우측은 짧으면서 살짝 선을 넘어간 모습이었다. 이걸 덜컥 수술해 버리면 어딘가에 힘이 없으면서 마비증상이 올 수도 있었다.

"어렸을 때 파이프렌치로 맞았답니다."

우리 회원이 거들어주었다.

"충격 때문에 더 돌아갔는지는 모르겠지만, 하여간 척추에서 온 것이지 여기에 맞아서 온 거는 아니에요. 척추가 그래서 이쪽 어깨가 돌출 돼 있어요. 보세요. 틀어진 정도가 아니라 이쪽 얼굴이 없어요."

사실 협착된 경추를 관리해 주는 것은 맞다. 그렇게 되면 지금의 통증은 물론 잡을 수 있다. 그러면 눌린 신경을 해소할 수 있다. 그러나 문제는 그 다음이다.

이럴 때 환자의 선택은 쉽고도 어렵다. 위험하고 또 어렵기도 한 수술이니 일단 미루어두고 골격 관리를 일정기간 받아보면 그만이지만 나름 고민이 되기 마련이다.

"결심이 서면 내일 오세요."

"아닙니다. 관리를 받겠습니다."

잘 선택한 것이다. 당장 걷는 것도 불편한 환자였다. 고개를 떠는 것으로 보아 뇌에서도 이미 문제가 생겼을 가능성도 있다. 여기서 조금 더 나가면 귀에서 소리가 나고, 피곤하고, 메스껍거나 어지러워진다.

"얼마 동안 허송세월이 되더라도 받아보겠습니다."

환자가 그렇게 결심을 굳히는 모습을 나는 바라보았다.

"두고 보세요. 일생에서 가장 의미 있는 시간이 될 거니까요."

허리 병은 왜 오는가?

하나에 하나가 더해지면 그 결과가 정직하게 '2'라고 나타나는 질병은 어찌 보면 무섭지 않다. 그러나 질병들 중에는 하나에 몇 가지가 더해졌건 그 증상이 드러나지 않고 침묵해 있다가 어느 날 악화가 되어서야 모습을 드러내기도 한다는 것이다. 허리질환은 바로 이런 질환 중의 하나다.

건강한 허리는 건강한 척추와 관계가 깊다. 그런데 척추 변형의 가장 흔한 상태인 척추가 휘는 현상은 엄밀하게 말해 질병은 아니다. 척추를 보호하려는 메커니즘에 의한 인체의 적응현상이라고 볼 수 있다.

즉 척추가 원래부터 휘려고 했던 것이 아니라, 척추를 지탱하는 아래 뼈들의 변형에 적응하려는 메커니즘에서 발생한다는 것이다. 성장 환경에 이상이 없는 나무는 곧게 하늘을 향해 자라지만, 이상이 있는 나무는 등나무가 또아리를 틀듯 옆으로 휘며 위로 올라가는 것과 같다고 보면 된다. 이를테면 하부의 요추가 어떤 원인에 의해 문제가 생겼을 때 그대로 놔두면 허리디스크로 발전하는 것이다.

허리는 몸에서 몸통과 목을 지탱하는 인체의 기둥이다. 척주脊柱라고 하는데 그 구조를 살펴보자. 추골과 그 사이에 충격흡수장치 역할을 하는 섬유성 연골인 디스크(추간판)와 인대로 구성돼 있다. 요즘에는 척추 모형을 쉽게 구해 살펴볼 수 있으니 한 번 살펴보기로 하자.

보통 목 부분을 이루는 경추, 가슴 부분의 흉추, 그 아래의 요추 등으로 구분한다. 원래는 위에서부터 7개의 경추뼈, 12개의 흉추뼈, 5개의 요추뼈, 5개의 천추뼈, 4개의 미추뼈로 구성돼 있다. 이 33개의 독립된 뼈가 성인이 되는 과정에서 융합이 되어 변형이 된다. 요추 아래의 천추뼈와 미추뼈가 각각 독립된 한 개의 뼈가 된다. 이 두 뼈를 제외한 경추, 흉추, 요추를 일러 척추라고 한다. 대부분의 허리 병은 요추뼈 사이에 있는 디스크와 인대의 손상으로 생긴다.

척주는 얼굴 앞이나 뒤에서 보면 수직을 이루고 있다. 양 옆에서 보면 몇 번 휜 만곡彎曲 모양이다. 어른의 경우 4개의 척추 만곡을 가지고 있으며, 이것을 생리적인 만곡이라고 한다. 목 부분, 가슴 부분, 허리 부분, 천골 부분이다.

이중 가장 먼저 나타나는 만곡은 태아기의 척추가 후방으로 굽어있는 상태로 흉부만곡과 천미만곡이 여기에 속한다. 네 발 달린 척추동물들과 이때는 거의 같다. 생후 3개월에서 8개월 사이, 즉 유아가 고개를 들고 앉기 시작하면서 목 부분 만곡이 일어난다.

두 번째로 나타나는 만곡은 허리 부분으로 생후 1년에서 1년 반 정도가 지나 걷기 시작할 때 발달한다. 이것을 이차 만곡이라 한다.

세 번째로는 성장기의 생활환경에 따라 생겨나는 만곡이다.

만곡은 직립한 우리 몸을 효율적으로 지탱하고 운동할 수 있게 하는 신의 장치라고 할 수 있다.

목 부분 만곡은 뇌와 두개골을 지탱해 주고 스프링이나 스펀지처럼 척주에 가해지는 충격을 흡수한다. 뇌에 그 충격파가 전달되지 않게 하는 것이다.

흉부 만곡의 용도는 가슴 부위의 공간 면적을 확대하면서 심장 등의 주요 장기를 보호하는 기능을 한다.

허리만곡은 상체의 무게를 감당하며 몸의 중심을 지탱하기 용이하게 형성된다. 천미만곡은 골반의 장기를 보호하는 역할을 하면서 산도를 형성하는 비중이 큰 역할을 한다.

한편 여러 개의 뼈로 구성된 척추는 여러 개의 구멍을 연결한 관이 있다. 척수, 신경근 등이 이 관을 통해 연결돼 있다. 그리고 제1경추와 제2경추 사이를 제외한 23개의 디스크가 있다.

디스크는 척추에 가해지는 충격을 흡수하고 척추 운동의 유연성을 원활하게 하는 역할을 한다. 목디스크와 허리디스크 환자가 많은 이유는 머리를 지탱하는 경추디스크와 상체를 지탱하는 요추디스크의 손상위험이 가장 높기 때문이다. 추간판은 수핵, 섬유륜 연골단판으로 구성돼 있으며, 서양의학에서 디스크질환은 이것이 밖으로 삐져 나왔거나, 비정상적으로 놓여 있거나 하여 전체의 척추 균형이 무너지고, 그로 인해 신경이나 인대에 압박이 가해져 통증으로 나타나는 병으로 본다.

골격은 성장이 끝나가는 20대 초반부터 퇴행성 변화를 시작하는데, 사실은 신생아 때부터 성장과는 관계없이 변형과 퇴행이 시작된다. 다른 장기와 마찬가지로 조금씩 진행되는 생리적인 현상이다.

그러나 나는 여기서도 닳는 것은 절대 없다고 본다. 골격학요법으로 꾸준히 관리하면 문제가 되었던 증상이 완화된다.

그런데 이것을 잘라내는 등의 외과적 수술로 해결하면 원상복구가 거의 불가능하게 된다. 구부러진 다리의 튀어나온 부분을 잘라내 버리면 다리를 펴는 정상적인 상태가 안 되는 것과 같다.

그런데 요추의 가동점에 변형이 오는 경우 그 아픈 통증은 다른 곳에서 나타난다. 옆구리와 목, 어깨가 아프다. 이 경우 아프다는 곳을 직접적으로 치료할 수가 없다. 가동점에 변형이 온 요추는 아직 안 아픈 것이다.

요추를 관리할 때는 요추가 아파야 하기 때문에 때에 따라서 요추가 아파질 때 찾아오라고 말하기도 한다. 요추가 아파 걷지도 못하고 구부러지지도 않는 상황이 됐을 때라야 요추 관리가 가능하다.

골격 균형을 바로잡고 치료하는 것은 기존의 고정관념과 치료법, 물리적인 요법과는 이렇게 다르다. 상식과는 다르다.

> **골격원에서는
> 수술한 환자는
> 받지 않아**

나는 수술을 권하지 않는다. 수술을 하게 될 경우 진정한 회복의 기회가 사라지기 때문이다. 그래서 골격원에서는 수술을 한 환자를 받지 않는다. 병명을 모르는 세상의 많은 질병의 직접적인 원인을 골격 균형 이상에서 찾는다는 점에서 그렇다. 골격학적 관점에서 보면 아픈 원인이 되는 부위를 손도 대지 못한 채로 엉뚱한 곳을 수술한 것일 수도 있다.

인체의 골격에 영향을 받지 않는 병이 하나도 없다. 척추는 인간의 몸을 지탱해주는 프레임 역할 이상의 그야말로 중추적인 역할을 하고 있다.

내 첫 번째 책인 〈병원이 포기한 세상의 모든 병들〉에서 소개했던 환자들 중 몇을 간단히 소개해 본다.

첫째 척추 변형이 온 여성 환자의 경우다. 변형 정도가 60%에 이를 만큼 심했다. 무릎이 튀어나와 있는 상태였다. 대학병원에서 수술을 하려던 참에 측근 중에서 나를 아는 사람이 있어 연락이 됐다.

수술을 받지 않는다면 골격관리를 통해서 고칠 수 있다고 말해주었다. 변형된 척추를 수술을 해버릴 경우 원상복구는 불가능하기 때문이었다. 결국 내게 관리를 받기로 했는데, 내가 관리를 해주자 3분 만에 구부러진 다리가 펴지면서 두 발을 쭉 뻗고 똑바로 누웠다. 수술치료가 아니라 골격관리를 통해서 원상복구가 돼가고 있다.

스님을 고친 일화는 불교신문에도 소개됐다. -민간의학 척추전문 한완석 박사를 만나 새 삶을 찾은 팔봉사의 원호스님- 이란 제하의 기사였다.

척추가 변형된 상태로 신경이 굳어지고 또 심장과 간장 기능까지 떨어져 숨쉬기도 소화도 어려웠다. 내게 관리를 받은 한 신도가 소개해서 골격원에 왔을 때 보니 강직성 척추염 수준으로 굳어진 뼈가 단단한 석회질로 변해 있었다. 상당한 관리가 필요한 상태였다. 그런 스님이지만 6개월 정도 집중적으로 관리를 받고 나서 신문에 난 것처럼 새 삶을 찾았다.

재벌가 총수의 할머니는 교통사고 후유증으로 허리가 아팠다. 거동을 못할 정도였으며 허리가 자꾸 구부러지면서 통증이 심했다. 엑스레이를 비롯해서 현대의학의 도움을 받아 허리 아픈 이유를 알아내려 했지만 끝내 찾지 못해 골격원까지 오게 됐다. 3개월 정도의 관리를 받은 다음 구부러지지 않은 걸음으로 일상생활을 할 수 있게 됐다.

10 골격학으로 풀어본 **오십견의 이해**

> **어깨뼈만 관리해선 절대 못 고쳐**

영어로 'frozen shoulder'라고 불리는 오십견五十肩은 '어깨가 얼어붙었다'는 의미를 지닌 병명이다. 한자어로 보면 "50세가 되면 팔다리 마디가 쑤시고 아프다."고 해서 붙여졌다. 그런데 최근에 오십견은 50대 이후는 말할 것도 없고 30, 40대에서도 자주 발견된다. 소아 청소년에게서도 발견되는 것이 현실이다.

오십견은 어깨의 관절을 둘러싸는 관절이나 근육이 변성되었거나 이것 외에 근육에 염증이나 석회화가 나타나는 현상이다. 회사일이나 집안일 등으로 한 가지 동작을 과도하게 집중적으로 오래 하면서 어깨 관절에 퇴행성 변화가 생기고 이로 인해 움직일 때마다 통증이 생겨나게 된다. 아프게 되면 고통을 회피하려는 반응이 일어나 팔을 더 안 움직이게 되면서 관절의 운동범위가 줄어들게 되고, 나중에는 활동이 없어도 저절로 아파지게 된다.

어깨가 아픈 병인 오십견은 주기적으로 침을 맞으러 다니거나, 파스를 백날 붙인다고 해서 해결이 되지 않는다.

무슨 말인가 하면 어깨 하나에만 주목해서 물리적인 치료나 약물치료를 한다고 해서 절대 오십견이 낫지 않는다는 말이다. 진통제나 소염제는 통증이나 염증만을 없애주는 것이지 근본적인 치료제가 되진 못한다.

오십견을 제대로 고치려면 어깨뿐 아니라 보다 광범위한 골격의 이상부터 찾아내야 한다. 오십견이란 병은 현재 발병을 했다 해도, 그 원인은 어렸을 때부터 부모들의 과오로 잘못된 것이 그대로 방치되어 오십견이 발생했기 때문이다(신생아 때부터 3·6·8 검진시스템을 지키며 관리를 잘하면 오십견은 없다).

따라서 멀리서 관리를 해서 허리와 어깨까지 관리를 하여야 비로소 해결이 된다.

이런 원리를 깨닫고 거시적인 관리를 하는 사람과 깨닫지 못하고 미시적 치료만을 하는 사람과의 차이는 하늘과 땅 차이라고 할 수 있다.

11 골격학으로 풀어본
수족냉증 이해

> **골격이 기울면
> 체온조절 기능에
> 이상 생겨**

"몸에 얼음 조각이 돌아다니는 것 같은 한기가 와요."

단열이 잘 된 따뜻한 아파트에 사는 30대 후반의 주부 K씨의 하소연이다. 그녀는 '아이스 우먼'이란 별명을 가지고 있다. 몸 특히 손발이 얼음처럼 차서 붙여진 별명. 거실에서도 연신 발을 주무른다. 다른 가족들은 실내가 더워 반팔을 입고 사는데 그녀만은 양말에 덧신을 신고도 발이 시려 고생을 한다. 잠잘 때도 양말을 벗지 못한다. 몸이 늘 차가운 그녀는 밥을 먹으면 소화도 잘 안 되어 만성 소화불량에 시달리기도 한다. K씨처럼 수족냉증을 호소하는 사람들의 증상은 매우 다양하다.

"손발은 물론 무릎이나 허리, 배, 팔다리가 차갑기도 해요."

"손발은 차가운 반면 얼굴이나 가슴은 잘 화끈거려요."

"발끝을 비롯해서 전신이 쑤시고 바람이 나오는 것 같아요."

수족냉증으로 고생하는 사람 중 어떤 경우는 수족냉증과 함께 머리가 아프다고 하거나, 허리가 결리고 아파 고생을 하거나, 숨이 차거나, 구역감이 올라오거나, 월경불순에 시달리거나, 냉·대하로 고생을 하거나, 밤에는 잠을 잘 못 이루거나 자주 깨기도 한다.

사람의 체온이 일정하게 유지되는 이유는 혈액이 몸 구석구석까지 흐르기 때문이다. 그런데 혈액순환이 잘 안 되면 열 공급이 원활하지 못해 체온이 낮아지게 된다. 일반적으로 사람이 쾌적함을 느끼는 온도는 보통 17~18℃ 정도다. 그런데 기온이 이보다 내려가면 시리고 저린 통증을 느끼게 된다.

사람은 더우면 열을 발산하여 땀을 내게 함으로써 체온이 올라가지 못하도록 한다. 또 추우면 열을 밖으로 발산하지 못하도록 움츠러들게 함으로써 체온이 내려가지 못하도록 막는다. 자율신경계가 있어서 더위나 추위에 따라 체온을 자연 조절하는 기능을 하는데 이것이 흐트러져 제 역할을 하지 못하면 수족냉증 같은 병이 생겨나게 된다.

그동안 아픈 사람들을 손보고 골격학에 대한 연구를 하며 나는 사람들이 앓고 있는 증상들은 각각의 질병별로 오는 것이 아니라는 것을 깨달았다.

수족냉증 하나만을 놓고 보더라도 표면적으로 드러나는 원인은 자율신경계의 이상에 있다. 말초신경이나 혈관 또는 스트레스나 과로 등에 의해 혈관을 수축시키는 역할을 하는 교감신경이 비정상적으로 활동하게 되면 병이 발생한다. 한의학적으로 표현한다면 기가 허해져서다. 즉 기초체력이 떨어져서 오거나, 혈액량이 부족해서 생겨난다고 말할 수 있다.

하지만 내가 알고 있는 것에 의하면 비단 이것에만 문제가 있는 게 아니다. 보다 근원적인 원인을 추적해 보면 무너진 골격이 원인이다.

즉 골격 이상이 먼저 오고 이것에서 자율신경실조증 같은 이상이 파생해 혈액순환도 안 되고 소화도 안 되는 등의 각종 증상이 이어졌다고 보는 게 옳다.

수십 년간의 경험에 의해 이런 증상들은 골격 관리를 통해 얼마든지 고칠 수 있으며, 보다 자세한 방법은 향후 강의를 통해 공개할 생각이다.

12 골격학으로 풀어본
무지외반증 · 족부괴사의 이해

> **인위적 방법으로 수술해서는 본래기능 못 찾아**

롱다리를 선호하는 세상이 되면서 모델이 아니어도 8~10cm 정도의 칼같이 높은 하이힐을 즐겨 신는 여성들이 늘고 있다. 다리가 길고 예뻐 보여 미美적인 측면에서는 좋아할 만하나, 건강적인 측면에서 보면 '꽝'이다.

이런 여성들의 힐을 벗겨보면 엄지발가락 변형이 일어난 경우가 매우 흔하기 때문이다. 무지외반증은 엄지발가락이 두 번째 발가락 쪽으로 15도 이상 휘어지는 것을 말한다. 발끝이 뾰족하고 굽이 높은 구두를 오래 신으면 이런 증상이 생길 수도 있다. 휘어져 앞으로 나온 부위가 힐에 자극을 받아 두꺼워지고 염증이 생기면 통증이 더욱 커져 걸음을 잘 걸을 수가 없게 된다. 발에서 발생하는 통증 또한 고통스럽다. 증상이 심한 경우에는 두 번째 발가락이 엄지발가락과 겹쳐지거나, 관절이 탈구되기도 하며 엄지발가락은 물론 무릎과 허리까지 통증이 이어진다. 이런 경우라도 원인만 해결해 주면 감쪽같이 나을 수 있다.

그런데 대부분의 사람들은 무지외반증이 생기면 수술을 하게 된다. 엄지발가락 뼈를 튀어나온 만큼 잘라내거나, 뼈를 밀어 넣는 방법을 쓰기도 한다.

그런데 이 방법만으로는 부족하다. 뼈가 튀어 나왔을 때는 그 뼈가 튀어나오게 된 근본 원인이 있다. 이를 무시하고 단순히 엄지발가락 뼈에만 초점을 두고 치료를 해서는 안 된다.

만일 무턱대고 뼈부터 잘라내게 된다면 발가락 모양이 들쭉날쭉한 기형이 된다. 이런 증상에서 오는 통증은 어떻게 할 것인가?

박스나 선반 같은 조립품들을 보면 나사못으로 고정이 되어 있다. 책상 같은 물품도 나사못으로 이음새가 고정이 되어 있다. 물품들은 이처럼 나사못으로 고정이 되는데 우리 인체는 그렇지 않다.

나사못으로 고정되는 것이 아니라 섬유끈인 인대와 크고 작은 관절과 근육들로 정교하게 고정이 된다. 인대는 뼈를 단단히 얽어매며 관절로 연결되고, 관절의 주위에는 근육들이 위치하며 몸을 안정적으로 고정시키고, 몸의 움직임에 따라 수축과 이완을 거듭하며 몸을 이동하게 한다. 여기서 '교정법' 과 '고정' 의 정의를 제대로 알고 분류해야 한다.

나사못 하나 없이도 빈틈없이 얽히고 조합되며 몸을 지탱하고 움직임을 관장하는 것이 여간 신비스러운 게 아니다. 뼈와 인대, 관절, 근육들이 일정 범위를 넘어서지 않도록 바르고 안전한 자세를 지켜 가면 몸은 아주 건강하고 아름다운 상태가 된다.

그런데 잘못된 자세나 안전하지 못한 생활로 인해 뼈가 어긋나고 가동점을 이탈하면 인대도 얼마 못가 함께 벗어나게 되고 관절이나 근육들도 그 영향권에 놓이게 된다.

이 경우 물체라면 합판을 다시 대거나 튀어나온 부분만큼 잘라내고 나사못을 다시 박으면 문제가 없다. 하지만 인체에 이런 방법을 사용하여 뼈를 잘라내면 인대와 사이즈가 맞지 않는다. 이는 관절이나 근육과도 부조화를 이루는 상태가 된다.

따라서 튀어나온 뼈를 깎는 것이 능사가 아니라, 튀어나온 뼈를 관리하여 제대로 들어가도록 하는 치료를 해줘야 한다. 이때도 엄지발가락 뼈에만 치료의 초점을 둔다면 근본치료가 안 된다. 엄지발가락 뼈가 그만큼 변형이 되었을 때는 엄지발가락과 연결된 다른 뼈들도 이탈을 했고 결과적으로 병들어 있다는 이야기이기 때문이다.

다시 말하면 변형은 엄지발가락 뼈에서 발생했지만, 보다 더 심층적인 근원을 파고 올라가 그 부분부터 차례로 관리를 해주어야 기능이 회복된다.

당뇨병 환자의 족부괴사도 같은 맥락에서 이해될 수 있다. 당뇨병 환자들은 병을 앓은 지 오래되고 치료가 소홀하면 당뇨병으로 인한 말초신경병증이 나타난다. 혈액순환이 잘 안 되어 발이 저리고 감각이 무뎌진다. 혈당이 높고 면역력도 약하기 때문에 발에 무좀이나 작은 상처, 염증이 생기면 발이 썩는 상황까지 일어날 수 있다. 심한 경우 발이나 다리를 절단하기도 하는데 원인을 찾아 치료하면 이런 상황을 막을 수 있다.

왜 괴사가 생겼는가를 찾으면 발이나 다리를 자르지 않고도 호전된다. 족부괴사를 절단이라는 극한 상황까지 몰고 가지 않아도 되는 자세한 방법에 대해서는 누차 밝힌 것처럼 강의를 통해 공개할 생각이다.

13 골격학으로 풀어본
갱년기 증상의 이해

임신, 출산 시부터 뼈 관리 잘하면 예방

여성에게는 타고난 숙명이 있다. 그것은 출산이다. 후손을 남기는 성스럽고 축복받은 일이지만 10개월 동안의 임신은 힘이 들고 출산하는 동안에는 죽음의 문턱을 넘나드는 엄청난 고통을 겪는다. 이 역할, 출산의 기능을 하기 위해 가슴의 발육과 생리 현상이 몸에 나타난다.

이런 출산의 시계가 작동을 멈추는 시기가 갱년기다. 이 시기에 생리가 끊기고 아이를 출산하는 데 필요한 여성호르몬의 분비가 크게 줄어든다.

이런 현상으로 인해 어떤 여성은 어깨와 등이 결리고, 머리가 아프며, 심장이 쿵쿵 뛰고, 열이 올랐다 내렸다를 반복하며, 온몸의 힘이 빠지고 우울증이 생겨난다. 이런 모든 증상을 '갱년기증후군'이라고 통칭한다. 40대 중반에서 50대 초반의 폐경기를 전후해서 거의 모든 여성들이 겪는 이런 불편한 증상들을 해결하기 위해 산부인과에서는 여성호르몬을 처방해주기도 한다.

의학에 관심 없는 일부 여성들은 이 연령대에 아픈 증상의 원인이 갱년기라는 사실을 잘 알지 못했다가 고생을 할 만큼 한 뒤 갱년기증후군이라는 걸 깨닫기도 한다.

먹고 살기 힘들 때는 갱년기 운운하는 게 사치였다. 실제로 지금의 60~70대는 갱년기를 별로 의식하지 않았다. 아이를 낳고 스스로 탯줄을 자르고, 들에 나가서 일을 한 여성들도 있었다. 갱년기 증상인지 모른 채로 아마 고통을 겪었을 것이다.

그러나 지금의 40~50대 여성은 다르다. 지금 갱년기를 겪는 이 나이대의 여성들이 베이비붐 세대며 현대의학의 혜택을 비교적 많이 받았기 때문인지도 모른다.

이들이 출산했던 환경은 전 시대 여성들에 비해 많이 개선됐다. 위생적인 분만실에 신생아실 등을 잘 갖추고 있다.

그런데 여전히 산후풍, 하반신 마비 등 원시적인 출산 후유증 위험은 이들 세대의 여성이라고 크게 달라지진 않았다. 출생의 기쁨을 느낄 겨를도 없이 뇌성마비, 소아마비, 소아성인병, 사망 등에 이르기까지 불행스런 일이 일어났고, 무엇보다 출산 과정에서의 사소한 실수로 인해 훗날 원인도 모르는 병을 얻어 고생하기도 한다.

골격학으로 보면 갱년기 증상은 임신이나 출산 직후부터 원인이 잉태된다. 이 말은 뒤집으면 산후관리를 할 때에 갱년기 증상을 예방할 수 있다는 말이 된다. 즉 출산 후 관리 소홀이 원인이 돼 시름시름 아프다 보니 그것이 갱년기 이후 겪는 노인네 증상이 된다.

신은 가혹하지 않다. 내가 볼 때 단순히 여성호르몬이 끊겨서 갱년기 증상이 나타나는 것은 아니다. 신은 여성호르몬이 끊긴 뒤에도 잘 살 수 있게 몸을 만들어 놨다. 자손을 남겨 종족을 보존하게 하는 성스러운 일을 하는 여성을 신이 그렇게 허투루 창조했을 리 없다.

출산과 육아를 거치며 몸을 부적절하게 움직였거나 관리를 소홀히 한 데에 원인이 있다. 몸을 잘 관리한다면 70~80세까지도 질병 없이 불편하지 않게 잘 살 수 있게 만들어 놓았다.

내 말을 못 믿겠거든 100살이 넘는 고령자를 보라. 대부분 여성이다. 여성의 몸이 그렇게 취약한 데도 왜 남성보다 오래 살까? 여성은 국가나 가정의 버팀목과 같은 존재다. 그래서 그렇게 기능하도록 신이 창조했다는 게 내 확신이다.

골격 이상 찾으면 갱년기 증상도 개선

갱년기 증상에 대처하는 서양의학적 입장은 여성호르몬이다. 갱년기에 접어들면 여성호르몬이 부족해지기 때문에 부족해진 호르몬제를 보충해주어 갱년기에 따르는 불편한 증상을 완화시킬 수 있다는 것이다.

그런데 여성호르몬이 만능은 결코 아니다. 여성호르몬과 유방암 등의 발생 여부에 대한 논란이 아직 명쾌하게 해결되지 않고 있다. 젊음을 유지시켜 주는 대신 암 발병의 가능성에도 주의를 기울여야 한다.

그래서 일부 여성 중에는 갱년기가 되었어도 여성호르몬제를 복용하지 않는 경우도 생긴다. 즉 선택 사항이 되었다. 먹어야 할지 먹지 말아야 할지는 본인의 판단 여부에 달려 있다.

암 유발 가능성을 생각하는 여성들은 여성호르몬을 선택하는 대신 다른 방법을 통해 활력을 찾아간다. '어떻게 갱년기 증상을 막을 수 있을까?' 나는 그 방법을 골격학에서 찾는다.

간단하다. 임신과 출산을 잘하면 된다. 그보다 먼저 신생아 때부터 유아, 성인에 이르기까지 평생 골격 관리가 잘 이루어진다면 갱년기라고 해서 문제가 없다.

기형 골반으로 출산하는 터널이 정상이 아닐 때는 문제가 되지만 정상일 때는 산모도 신생아도 고통 없이 안전하게 순산을 한다. 또 순산 후에는 산고를 통해 마디마디 벌어진 뼈들이 바로잡아지도록 골격학적으로 산후관리가 되어야 한다. 문제를 찾아 골격 관리를 해주면 자연치유가 원만하게 이뤄진다.

육아 과정에서 아이를 안거나 젖을 물릴 때, 잠을 잘 때, 걸레질을 할 때, 이유식을 만들 때에도 바른 자세를 배워서 유지하도록 신경을 써야 할 것이다.

기계가 처음에는 좋지만 오래 쓰다 보면 닳고 먼지 끼고 기름도 닳게 된다. 그러면 그만큼 수리를 해주어야 한다. 그런데 먼지만 털고 기름을 못 쳐준다거나 하면 마모되는 것을 피할 수 없다. 갈아주어야 할 것을 갈아주지 않을 때도 마찬가지다. 여성의 몸도 마찬가지다.

> **Tip**

한완석 필로시스 베개

바른 자세는 건강의 기본입니다. 척추의 각 신경은 우리 몸의 장기들과 연결되어 있기 때문에 관리 방법으로 유지하지 못하면 척추 신경이 압박을 받아 여러 가지 장애가 발생하게 됩니다. 이러한 신경계 장애는 신체의 관련된 기능을 저하시키고 면역기능 또한 저하시켜 심각한 질병을 초래합니다. 한완석 필로시스는 수면 중에도 바른 자세를 유지할 수 있도록 도와주는 제품입니다.

한완석 필로시스 베개는 취침 시 올바른 자세만 유지해도 환자들의 치료에 큰 도움이 된다는 사실에 착안하여 개발한 제품으로, 18년간 수없이 많은 임상을 거치면서 장·단점이 개선·보완되어 오늘날의 제품으로 완성되었습니다. 꾸준히 사용할 경우 척추관리 횟수를 열 번에서 한 번으로 줄여도 비슷한 결과가 나올 정도로 그 효과가 뛰어난 제품입니다.

좋은 베개를 고르는 요령

1. 적절한 탄성을 가져야 합니다.

베개는 너무 푹신해도 딱딱해도 좋지 않습니다. 푹신한 베개는 경추각을 제대로 잡아주지 못하고, 딱딱한 베개는 혈행을 방해하여 숙면에 방해가 됩니다. 한완석 필로시스베개는 특수 원료를 수차례 약품 처리하여 경추에 가장 적합한 탄성을 찾아낸 획기적인 제품입니다.

2. 높이가 맞아야 합니다.

베개는 너무 높아도 혈관을 압박하여 두뇌의 산소공급을 방해하고, 너무 낮아도 경추의 커브를 유지시키지 못하여 일자목의 원인이 됩니다.

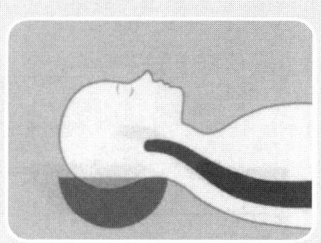

따라서 베개는 반드시 뼈에 맞춘 베개여야 합니다.

3. 목의 커브를 살리되 머리의 무게를 고려해야 합니다.

경추각은 적합한 커브를 그릴 때 머리의 하중이 효과적으로 분산되어 척추에 무리가 가지 않는다고 합니다.

좋은 베개는 수면 중에도 이 커브 각을 유지시켜줄 수 있는 베개입니다. 그러나 단순히 커브각의 모양을 흉내 내는 것만으로는 부족합니다. 볼링공의 무게에 달하는 머리의 하중을 고려하여 실제로 베었을 때 C커브가 나올 수 있는 베개가 좋은 베개입니다.

4. 취침 시 자세가 바뀌어도 편안해야 합니다.

한완석 필로시스 베개는 바닥에 닿는 면을 둥글고 머리에 닿는 면은 평평하여 취침 시 자세를 바꾸어도 신체의 움직임에 따라 베개가 조금씩 로테이션 되어 경추에 무리를 주지 않습니다.

한완석 필로시스 경추베개의 특징

일자목을 만드는 푹신한 베개와 머리의 무게를 고려하지 않은 일부 기능성 베개의 단점을 보완하여 우리 몸에 가장 이상적인 경추각 C커브를 유지시켜 줍니다. 의자에 앉아 발을 올려놓는 용도로 사용하시면 허리로 전달되는 무게를 분산시켜 척추에 무리가 가지 않습니다.

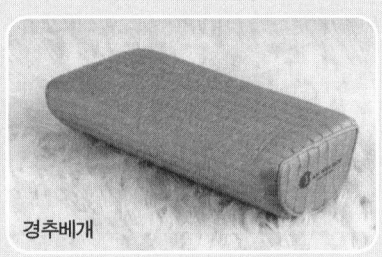
경추베개

체형 사이즈에 따라 4가지로 구분되어 있습니다. 맞춤형 베개도 개발했습니다(일반형 9X40cm 마른체형 8.5X40cm 어린이용 6X40cm 유아용 3X40cm).

한완석 필로시스 전신베개의 특징 (원형/육각기둥형/사각기둥형)

옆으로 누워 자는 경우에 안고 자는 베개로, 심장거치대라고도 불립니다. 한쪽 팔과 다리가 반대편으로 넘어오지 못하게 함으로써 취침 시 어깨와 골반의 뒤틀림을 막아줍니다. 육각/사각기둥형은 침대 사용자용으로 취침 시

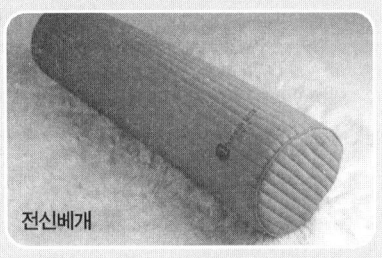
전신베개

베개가 굴러 떨어지는 것을 막아줍니다. 사이즈에 따라 2가지로 구분되어 있습니다. (일반형 23X100cm 마른 체구형 22X100cm)

한완석 필로시스 다리베개

무릎 안쪽에 끼우고 자는 베개로 요추에 가장 이상적인 자세를 만들어주어 취침 후 산림욕을 한 것과 같은 효과를 보실 수 있습니다.

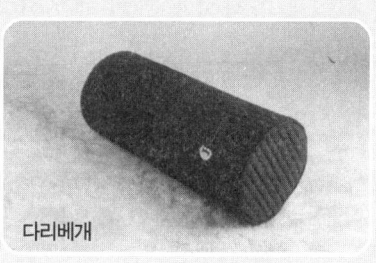
다리베개

바닥에 앉아 책을 볼 때 사용하면 허리로 전해지는 무게가 분산되어 척추에 무리가 가지 않습니다.

사이즈에 따라 2가지로 구분되어 있습니다.

(일반형 23X50cm 마른 체구형 22X50cm)

◎ **어린아이를 안아 무릎에 앉힐 때 좋은 자세**

아이의 머리를 왼쪽에 두어 안고, 허리를 펴서 단정한 자세로 무릎 위에 올려놓도록 한다. 허벅지에 가까이 당겨 안으면 반드시 허리가 굽는다.

◎ **옷을 입거나 벗을 때 좋은 자세**

바지나 스커트는 오른쪽 다리부터 입고 왼쪽 다리부터 벗도록 한다. 상의는 왼팔부터 입고 오른팔부터 벗도록 한다.

혈압, 혈당, 체중의 수치화는 무의미

도저히 못 고칠 것 같은 병을 안고 환자들이 나를 찾아온다. 병원이 포기하기도 하고, 환자 스스로 더 이상 안 될 것 같아 오기도 한다.

나는 골격원에 온 환자들의 혈압, 혈당, 체중 등 수치화하기 위해 재는 것을 막는다. 그것이 밥을 못 먹게 하고, 음식 섭취를 망설이게 하기 때문이다. 그보다는 밥은 몇 술, 무슨 반찬을 먹는 것이 좋다고 권한다.

기본적으로 골격원에서 관리를 받는 환자들은 밥을 한 그릇씩 챙겨 먹는다. 밥이 보약이다. 옛날식의 밥을 먹는다면 장운동이 활발하고 쾌변을 볼 수도 있다.

말이 나온 김에 갱년기에 신경 써야 할 음식을 간단히 소개해 본다. 고등어, 사과, 배는 삼가는 것이 좋다. 참기름도 갱년기에는 그리 좋은 음식이 아니다.

밥은 쌀 3분의 2에 보리 또는 콩을 섞어서 짓는 것이 좋고 찌개, 콩나물국 등 우리 전통 식단의 밥상이 되게 하는 것이 좋다. 갱년기 증상에 도움이 될 것이다. 지금 갱년기 여성들의 몸은 어릴 적의 체질과 많이 달라져 있다.

골격원에서는 갱년기 증상을 비롯한 몇 가지 질환 치료를 위해 '불로초'라는 제품을 만들어 쓰고 있다. 내가 가지고 있던 비법을 살려서 몇 년 전에 개발했다. 믿을 만한 재료를 써서 아홉 번 찌고 말리기를 반복하는 과정을 거쳐 제조하고 있다. 오신 분들 몇 명이 사용해 보고 대단히 만족하고 있는데, 술을 마신 다음날 어느 분이 먹어보고 숙취에도 좋다는 사실을 발견했다.

이 불로초의 효능은 10년 쯤 후에 정확히 가려진다. 나를 비롯해서 지인들과 몇몇 환자들이 복용하기 전에 사진을 찍어두고 10년 후의 경과를 보기로 한 것이다. 십년은 금세 흘러간다. 비교해 볼 날이 기대된다.

갱년기의 또 하나의 문제가 살이다. 살은 나이 들면 누구나 찌는데, 사실 살이 아니라 대부분 척추 변형 때문이다. 노폐물이 빠지지 않아 생기는 것이다. 장기의 기능이 떨어진다면 노폐물이 남아 붓게 되고 살이 된다.

중년 주부 중에 뜨거운 한증막에서 지지는 것을 취미로 삼는 사람들이 있다. 찜질방에 여성들이 모여앉아 수다를 떠는 것은 그 자체로 스트레스 해소도 되고 좋은 일이다. 하지만 습관적으로 하는 것은 장려할 만한 일이 못된다. 원인치료가 안 되기 때문이다. 찜질을 통해 혈액순환을 촉진시키는 효과가 있지만 보다 근원적인 치료를 하지 못한다.

몸에 나타나는 증상은 어딘가 반드시 원인이 있기 때문에 나타난다. 우리 몸에 그 사람의 병이 어디에 있는지 알아볼 수 있다. 몸을 너무 덥게 하면 물리적인 이완이 되어 본래의 기능이 저하될 수도 있다.

14 골격학으로 풀어본 **파킨슨병의 이해**

**골격 균형
회복 통해
개선효과 거둬**

"나비처럼 날아서 벌처럼 쏜다."

위대한 헤비급 복서 무하마드 알리가 조지 포먼과의 일전을 앞두고 했던 말이다. 게임에서 정말로 경쾌한 스텝을 밟으며 느릿느릿 움직이는 조지포먼을 때려눕혔다. 헤비급 권투선수이면서도 어떻게 저렇게 재빠를까? 세계인이 감탄했다.

그런 알리가 어느 날 파킨슨병을 앓는다는 사실이 알려졌다. 그리고 세계적인 이슈가 되는 공식행사에 떨리고 굼뜨고 엉거주춤한 자세로 나타나 보는 사람들을 안타깝게 했다. 파킨슨병에 대한 전 지구적인 관심을 불러일으켰다고 할 수 있다. 중국의 개혁개방을 이끌었던 덩샤오핑도 파킨슨병 환자였다.

이런 사례를 접하면 너무나도 안타깝다. 미리 골격원에서 관리를 했더라면 향후 이런 지병이 오고 있으니 분명 막을 방법을 얼마든지 일러줄 수 있기 때문이다.

파킨슨병은 중추신경계의 퇴행성 질환으로 치매와 함께 대표적인 노인성 질환이다. 영국의 J. 파킨슨에 의해 발견돼 이런 이름을 얻었다.

예전에 우리는 파킨슨병도 중풍의 하나로 알아왔다. 그러나 현대의학적인 개념으로는 완전히 구분된다. 뇌졸중은 뇌혈관질환으로 발병하지만 파킨슨병은 뇌의 흑질에 분포하는 도파민의 신경세포가 조금씩 소실되어 발병하는 것으로 알려졌다. 즉 파킨슨병은 신경계의 만성 퇴행성 질환이며, 노인들에게서 주로 나타난다.

초기 증상은 일상생활에서 나타나기 시작한다. 옷을 입을 때, 세수할 때, 물건을 집어들 때 평소의 감각과 다르다. 느리고 부정확하다. 증상이 심해진 경우 주된 증상은 떨림이다. 일반적으로 리드미컬하다. 또 몸이 경직되고, 자세는 불안정하다. 떨림 때문에 말도 서툴다.

대표적인 난치성 질환이기 때문에 파킨슨병이 발병을 한 이상 되돌리지는 못한다. 서서히 증상이 악화되고, 행동이 마음대로 되지 않아서 오는 불편함 때문에 보호자와 불화가 잦고 우울증을 보이기도 한다. 발병 후 세월이 서서히 지나면 여러 가지 합병증으로 사망에 이르기도 한다.

하지만 파킨슨병 역시 골격 균형상의 어떤 문제가 있어 발병한 것이기 때문에 몸을 회복시키는 관리를 받음으로써 현저한 효과를 기대할 수 있다. 파킨슨병의 구체적인 관리 방법 역시 강의를 통해서 밝힐 예정에 있다. 이런 말 하면 잘난 체 한다고 타박할지 모르겠지만 만병의 근원을 알고 있는 입장에서 보면 TV에 나오는 대부분의 사람들을 찬찬히 들여다보면 정상인은 거의 없다. 언제, 어떻게, 어떤 증상으로 환자가 될 것인지도 눈에 보인다. 그런데 그것을 알려줄 방법이 없어 답답하다.

chapter 06

실전으로 쌓은
이구동성 異口同聲의
체험신뢰

40대 뇌졸중 환자가 관리를 받고 회생하고,
77세의 신부전 회장님도 관리를 받은 뒤
기사회생하여 감사의 인사를 하고,
혈변에 시달리던 여덟 살 아이의 혈변이 멈추고….
골격을 바로잡아 주면 기적 같은 일이
비일비재하게 일어난다.

1 첫 책 읽고 **말 못하는 손자**를 데리고 온 할아버지

안타깝게
귀 수술해
원상복구 어려워

첫 번째 책 〈병원이 포기한 세상의 모든 병들〉이라는 책을 내고 내심으로 나는 많은 기대를 했다. 아프긴 한데 병명이나 원인도 대책도 없는 증상에 대해서 나만큼 잘 고치는 사람이 흔치 않으리라는 자부심과 원인도 대책도 없는 병으로 고생하는 환자들에게 희소식이 될 것이라고 보았기 때문이었다. 서양의학과 한의학 이외의 의인들이 이 땅에서 비주류로 통하고 있으니 억울해도 도리가 없는 일이다.

기대를 다 충족하진 못했지만 세상에 나온 나의 첫 책이 완전히 묻히지는 않았다. 책을 보고 출판사로 연락을 해오는 사람들이 있었다. 걸려온 전화를 일일이 응대할 시간이 없거니와 치료가 쉽지 않은 병에 관련된 책이기에 '그럴 수 있다' 해도 걸려온 전화만으로 판독을 할 수 없는 일이었다. 그래서 나는 책에 관한 문의사항은 출판사에 일임해 두었다.

그런데 어느 할아버지가 책을 읽었다면서 전화를 해왔다.

"우리 손자가 말을 못해요. 책을 보니 원장님은 병원이 포기한 병을 고친다고 해서 전화했습니다."

골격원으로 데려온 할아버지의 손자를 보니 예상대로 팔방미인이었다. 여기저기 용하다는 병원을 다 찾아다녀 봤지만 고칠 수 없다는 말을 듣고 있었다. 현재의 의학적인 수준으로는 말을 못하는 손자를 고치지 못한다는 선고를 받았지만 할아버지는 포기하지 않았다.

"병원이 포기했지만 내 힘으로라도 말을 하게 할 거라고 생각했습니다."

손자는 이제 겨우 네 살이었다. 어떤 할아버지가 어린 손자가 청각장애인이 되는 것을 지켜보고만 있겠는가? 병원 의사도 손쓰지 못하는 손자를 위해 백방으로 찾아 나섰다.

"말을 못하면 듣지도 못할 텐데요."

귀로 듣기만 한다면 말문이 나중에 트일 수도 있었다. 하지만 듣지 못한다면 얘기가 달랐다. 할아버지는 고개를 끄덕였다. 원인을 찾아 다시 물어보았다.

"그렇다면 잘 걷지도 못했고요?"

"맞아요. 걸을 만할 때도 손자는 누워서 뒤통수로 방바닥을 밀고 다녔답니다. 지금은 걷고 서서 다니지만 그랬답니다."

손자를 위한 할아버지의 정성은 놀라웠다. 아이를 위해서 교보문고와 영풍문고에 다니면서 난치병은 물론이고 건강 관련 책을 있는 대로 찾아봤다. 책에 길이 있더라는 옛말도 있거니와, 혹시라도 아이를 낫게 할 방도를 찾을 수 있지 않을까 해서였다. 거기서 내 책을 발견하고 출판사에 전화를 하여 사정을 이야기했던 것이었다.

"내 딸이 간호사랍니다. 에미라는 것이 아이가 저 지경이 되도록 방치했으니 이 노릇을 어찌합니까? 여길 와보자고 해도 한사코 마다해서 딸 모르게 손자를 데려왔습니다."

날이 무척 추웠으나 손자의 병을 고치겠다는 일념으로 골격원까지 걸음을 했다. 귀가 안 들리니 듣게 한다고 수술을 했다. 들을 수 있는 보청기를 넣었던가 보다. 그러고 우이동에 있는 농아학교에 보내고 있었다.

"할아버지, 죄송한 말씀이지만 여기서도 손을 쓸 수가 없습니다."

안타깝게도 내가 골격학으로 고칠 범위를 벗어나 있었다. 아직 어린 아이의 귀를 수술해버렸기 때문에 내가 할 수 있는 일이 별로 없었다.

"이 OO 같은 년이 수술을 하지 말자고 그렇게 말했는데 안 듣더니…."

분을 삭이지 못하면서 할아버지가 화를 냈다. 내 책이 조금만 더 일찍 나왔어도, 조금만 더 일찍 책이 나왔다는 것을 알았어도 할아버지에게 도움이 됐을 것이다. 골격원을 나서는 할아버지에게 차마 안녕히 가시라는 말씀을 못 드렸다.

못 고치는 병의 65%에서 80%를 고친다고 자신하지만 수술을 하여 인위적이 되어 버린 환자는 나로서도 도리가 없다. 변형이 생긴 부위를 강제로 완화시킨 상태가 되기 때문이다.

예를 들어 인조 뼈를 넣거나, 신경이 눌려 통증이 와서 수술을 받을 때를 보자. 인조 뼈를 이미 넣어버린 경우, 환자를 원래의 골격 상태로 되돌린다면 이미 몸속에 들어와 있는 인조 뼈가 문제가 된다.

신경이 눌린 부위를 눌리지 않게 묶어놓는 수술을 한다고 할 때도 마찬가지다. 일단은 통증이 없겠지만 골격학으로 신경을 원상복구 시키게 되면 다시 신경이 눌리는 증상이 되고 만다. 게다가 신경을 100% 찾아서 연결한다는 게 쉬운 일은 아니다.

골격 균형 이상으로 발생한 원인도 대책도 없는 병일 경우 수술 만능주의는 위험하다. 사람의 몸은 상처를 입었을 때 원상복구 되도록 프로그램화 돼 있다. 골격학은 바로 거기에 가치가 있다.

2 팔방미인으로 여러 병원 전전하던
40대 뇌졸중 환자 이야기

**어릴 때부터
장기와 뇌의
손상이 원인**

어느 날 인상도 외모도 잘 생긴 젊은 분이 찾아왔다. 첫 책을 읽고 찾아온 환자였다. 책을 읽고 온 사람과 입소문을 듣거나 소개를 받고 온 사람은 차이가 있다. 책을 읽고 오는 사람이 질환을 다스리는 방법에 대해 조금이라도 더 미심쩍어한다. 그래서 나는 책을 보고 온 환자를 관리할 때에는 신경을 더 쓴다. 관리를 받으면서도 다르다.

어디가 어떻게 아픈지 체크를 해 보니 그림이 나왔다.

"아주 어릴 때 목을 심하게 다친 적이 있지요?"

"네?"

환자가 깜짝 놀랐다. 나는 환자보다 더 놀라움을 나타냈다. 살펴보니 여러 모로 행운의 사나이였다. 우선 나를 찾아온 것이 행운이고, 어릴 때부터 장기와 뇌의 손상이 있었는데 마흔 이상 생활을 할 수 있었다는 것이 행운이었다. 행운의 의미를 하나하나 설명해주고나자 이 환자는 무척 당황해 했다.

"높은 데서 굴러 떨어졌는데, 부모님께 한 번 물어보세요. 그랬다면 그때 목이 안 부러진 게 천만다행이에요."

환자는 "예, 맞아요." 했다. 환자는 그때의 충격이 지금 나타나고 있었다. 떨어질 당시에 골격균형에 문제가 있었고, 그것을 모른 채 생활해 온 것이었다. 체크 결과 뇌졸중이었다. 40대나 50대의 뇌졸중 발병률이 높아지고 있어 사실 놀랄 일도 아니었다.

"병원에서는 뭐라던가요?"

뇌졸중 초기라는 판정을 해 놓고서도 환자에게 물어보았다. 어디를 가도 이런 환자의 경우 정확히 진단하지 못한다. 뇌졸중이 발병을 하여 환자로 드러눕기 전까지는 원인을 알 수 없는 질병에 걸렸거나, 아무 이상이 없다는 소견을 내놓는다.

"아무 이상이 없다고 했습니다. 참 특이한 체질이라고 하던데요?"

환자가 그렇게 가볍게 이야기했다. 이런 환자에게 뇌졸중이라고 말하는 것은 여간 난감하지 않은 일이다. 하지만 자기 발로 나를 찾아왔고, 진단해 보니 상태가 그 지경으로 악화된 뒤였다.

"뇌졸중 상태의 몸이에요. 당신은 대단한 행운아입니다. 뇌졸중으로 쓰러졌어야 할 몸으로 살아 있으니 말입니다."

이렇게 말했더니 냉큼 돌아온 대답은 "예, 쓰러진 경험이 있습니다."라고 했다.

자기 몸은 자신이 잘 아는 법이다. 하나씩 상태에 대해 설명해주자 "다 맞다."고 수긍했다.

"머리가 터질 듯이 아프고, 메스껍고, 귀에 소리가 나고, 목이 많이 아프고, 어깨와 등줄기가 아프고, 허리디스크가 있고, 무릎관절에 부담이 오고, 기억력이 감퇴되며 눈이 침침해지고, 뿌옇게 보이며 충혈되고, 햇볕에 나가면 눈이 시큰거리고 눈에 피로감과 마비가 올 수 있습니다."

내가 하는 말을 들으며 환자는 '족집게 점쟁이가 이보다 더 잘 맞출까?' 하는 표정으로 바라보았다.

이런 사람들은 금방 들은 이야기도 잊어버리고 사람을 만나고도 집에 가면 누구를 만났냐고 하면 기억을 못할 정도로 약속을 잊기 일쑤다.

신은 도전하는 자에게 희망을 준다

"사실은 원인을 몰라 여러 군데 다녔습니다. 원장님처럼 이렇게 속 시원하게 짚어내는 분을 보지 못했습니다."

관리를 받으며 환자는 속마음을 드러냈다.

"언제부턴가 죽음이냐 도전이냐를 생각해 왔습니다. 원장님 말씀하신 그런 증상으로 시달리면서 온갖 생각을 했습니다."

그런 생각 끝에 스스로를 무한대 위에 올려놓는다는 생각을 했다고 한다. 죽을 때 죽고, 쓰러질 때 쓰러지더라도 마지막 삶의 방법을 찾아보자는 결론에 이르렀고, 결국 책을 보기로 했다고 했다. 도서관에 가서 건강 서적을 거의 다 탐독을 하고 서점과 인터넷에서 새로 나온 책들까지 뒤졌다.

"정말 서점의 웬만한 건강 서적을 샅샅이 뒤져보았습니다. 그랬지만 저와는 다 거리가 멀더군요."

책에도 길이 없구나 하고 실망해 있던 어느 날이었다. 늘 다니던 서점을 방문했다가 내 책을 발견하게 되었다고 한다.

"내용을 보니 이거다 싶었습니다. 역시 신은 도전하는 자에게 희망을 주시는구나 했습니다." 젊은 사장은 본인 스스로도 자신이 행운아라는 것을 아는 듯했다.

"그러게요. 자, 이제 집에 돌아가서 골격원에서 관리를 받을지 생각해 보고, 예약을 하세요."

원인 모를 병으로 오래 고생한 환자들이기 때문에 나는 덥석 관리를 받으라고 강요하진 않는다. 생각할 수 있는 시간을 주어 관리에 대해 충분한 마음의 결정을 하게 한다. 그런 다음 결정이 내려지면 다음의 순서를 밟는다.

관리할 환자들이 대기하고 있어 급하지 않은 경우라면 순서를 지켜 관리한다. 그런데 이 환자는 집으로 돌아가지 않겠다며 막무가내로 떼를 썼다.

"전 이대로 가면 죽습니다. 살려고 오늘까지 병마와 싸웠습니다. 전 못 갑니다. 부모님들이 계시는 집에 이대로 그냥 갈 수 없습니다. 골격원에서 살아나고 난 뒤에 돌아가겠습니다."

살려는 의지가 강했다. 뇌졸중은 사실 죽음만도 못한 슬픈 병이다. 그런데 40대에 그런 증상이 나타났으니 어찌 돌아갈 생각을 하겠는가? 집에 가서 고통을 받는 것보다는 골격원에서 증상을 완화시키는 일이 급선무였다. 그런 그가 이제는 힘을 내고 있다.

"자고 일어나 아침에 눈을 뜨면 살을 꼬집어보고 아프면 아, 살았구나 했습니다."라고 했다.

그 정도로 환자가 목마르게 절규하는데 그냥 돌려보내기란 어려웠다. 결국 그날부터 관리를 해주었다. 그러자 그 이튿날 아침부터 감사 인사를 하기 시작했다.

"원장님, 원장님 덕분에 살았습니다. 간밤에 잠을 푹 잤습니다. 살려 주셔서 감사합니다. 책을 내 주셔서 정말 감사합니다."

책을 냈기 때문에 나를 만났다는 얘기였다.

"한 번에 무엇이 얼마나 좋아졌다고, 그렇게 호들갑을 떠세요."

가볍게 핀잔을 주었으나 그의 표정은 너무나 밝았다.

"사실은 겁이 무척 났어요. 병원에서는 희귀병이라며 대책이 없다고 하지, 몸은 늘 피곤해 검사를 해보니 간경화 수준으로 간 검사 수치는 높지, 다리에는 마비가 오지… 중풍이 올까봐 걱정이었어요."

그동안의 사정 이야기를 들어보니 더욱 놀라웠다. 이미 한 번 쓰러졌는데 머리가 터져서 피를 목욕탕 한가득 쏟았다고 했다. 그 후유증으로 기억력이 감퇴해 금방 한 약속도 잊어버리기 일쑤였다고 했다.

"어지럽고 조금만 피곤해도 사지에 마비가 오듯이 힘이 쭉 빠지고 손발이 차가워지면서 석고가 될 때가 빈번했습니다."

갓난아이 때부터 시작된 증상이었다. 그러니 어디를 안 가보았겠는가? 이 환자의 원인이 골격에 있다면 그것을 찾는 것은 식은 죽 먹기다.

3. 통증 때문에 잠 못 이루는 31세 청년

병을 보면 과거가 보인다

나무는 나이테를 보면 그 나무의 역사가 나타난다. 그해 비가 많이 내렸는지, 가물었는지, 겨울이 추웠는지가 나이테의 얇고 두꺼움으로 나타난다. 동물들은 털의 숱이나 빛깔 등에 자신이 살아온 삶의 흔적을 남긴다. 사람도 그 사람의 일생을 어떻게 살았는지 여러 가지 방법으로 알아볼 수 있다. 관상가는 얼굴에서 어떤 사람의 일생을 살피고 손금 보는 사람은 손금에서 과거와 미래를 점친다.

아픈 환자를 보면 나는 그 사람의 골격 상태를 알아본다. 골격에 그 사람의 과거가 드러나 있다. 그래서 어떤 때는 난치병 환자가 모르는 과거를 알아내기도 하고, 부모가 모르는 과거사를 알아내 자녀의 입으로 설명하게 하기도 한다. 점을 치는 것이 아니라 깨진 골격을 보고 그렇게 정확한 진단을 하는 것이다.

언젠가 경상도 합천에서 한 아버님이 전화를 걸어왔다.

"병명이 없는 질환을 정말로 관리할 수 있소."

목소리나 질문하는 태도로 보아 여러 병원과 용하다는 민간치료법을 두루 섭렵한 고질병 환자였다. 내가 해줄 수 있는 말은 긍정과 희망이다. 그걸 바라고 환자들이 나를 찾아오고 전화하는 것이니 그 기대를 저버리지 않는 것이 내가 할 일이다.

그리고 며칠이 지났을까? 웬 노인이 전화를 걸어와 언성을 높였다.

"보이소. 당신이 뭔데 병원에서도 몬 고치는 우리 아를 고친다는 교?"

60~70대쯤 된 노년기의 남성이 호령하듯이 말했다. 병명이나 원인, 대책도 없는 병을 고친다는 소문을 듣고서 이렇게 다짜고짜 추궁하듯 말하는 사람도 가끔 있다. 누구냐고 묻자 노인은 금세 목소리를 누그러뜨렸다.

"우리 아가 통증 땜시 잠을 통 몬 자는기라요. 애비가 되가 옆서 보고만 있을라 카이 참말로 미치겠다 아이오. 우리 아 좀 고쳐주이소."

병을 고치고 싶은 간절한 마음을 읽을 수 있었다. 부모들은 자신의 배우자가 아프면 골치가 아프고 자식이 아프면 마음이 아프다고들 하지 않던가.

"그러시면 우리 골격원으로 데리고 와 보세요."

노인은 고맙다고 하면서 전화를 끊었다. 다음날 노인과 환자가 골격원으로 찾아왔다. 아들은 아이가 아니라 31세가 된 청년이었다. 아직 미혼이었고 통증으로 고생을 많이 한 듯했다.

청년을 세워놓고 살펴보니 어렸을 적에 다친 징후가 보였다.

"어릴 때 높은 데서 떨어진 적이 있나요?"

노인이 펄쩍 뛰었다.

"어데요? 절마 귀한 아라 절대 떨어뜨린 적 없습니다."

그러나 듣고 있던 청년이 고개를 저었다. 떨어진 적이 있다는 것이었다. 노인이 부들부들 떨었다. 귀한 아이가 떨어진 적이 있다는 사실이 화가 나고 안타까운 모양이었다.

"8살 때 감을 딸 끼라고 감나무에 올라갔다 가지가 뿌러지는 바람에 툭 떨어졌는기라요." 그러면서 청년이 아버지를 바라보았다.

"숨이 안 나와서 죽는 줄 알았는데예, 우찌우찌해서 괘안아졌심더."

"우야꼬, 우야꼬!"

지금 막 다쳐서 돌아온 아이를 보는 듯이 노인은 마음 아파했다.

"그라믄 원장님, 우짭니꺼. 곤칠 수 있습니꺼?"

> **통증은 몸의 이상 경고 반응**

시간이 많이 흘렀기 때문에 상당한 기간 동안 관리를 해야 할 것 같았다. 너무 오래 전의 일이라 한 몇 개월 관리를 받아봐야 알 것 같았다.

"일찍 괜찮아지면 다행이겠지만 좀 걸리겠네요."

노인은 그래도 희망적인 얼굴이 됐다.

"좀 걸리도 괘않습니더. 아만 곤쳐 주면 촌에 있는 내 자산이랄 것도 없지만, 들이고 산이고 밭 쪼가리고 내 드리겠습니더."

아들을 사랑하는 마음이 그렇게도 컸다. 아직도 귀하게 여기는 아들이었다. 노인은 하행선을 타고 합천으로 내려갔고, 청년의 병세는 시간이 흐르면서 호전됐다.

통증은 몸의 이상 상태를 전달하는 경고반응이다. 합천의 이 청년의 경우와 같이 통증 그 자체는 질병이 아니지만, 잠을 못 자거나 다른 증상에 대한 전조로서 나타나는 것이기 때문에 문제가 되는 것이다.

통증의 원인은 체성조직 또는 내장조직의 손상이나 염증으로 인한 자각적인 경우와 신경이 손상된 뒤에 일어나는 신경병증의 경우로 구분할 수 있다. 문제는 잠을 못 잘 정도로 통증이 계속되면 불안과 공포감이 심각해지고, 만성 통증일 때는 우울증으로도 발전할 수 있다.

합천의 이 청년의 경우도 통증클리닉을 다녀봤을 것이다. 정형외과에서 하는 클리닉은 물론이고 마취통증의학과에서 하는 클리닉을 거친 뒤에 골격원까지 온 것이다. 그런 아들이 골격학적 치료를 받고 잠을 잘 수 있으니 얼마나 고마울까.

"아이고 원장님, 감사합니더. 아가 앓는 소리가 없이 잠을 잔 께네 내 살 것 같고 조선이 다 편코 세상이 내 것 맨키로 좋습니더. 우찌 그리 병을 잘 곤칩니꺼. 엑스레이도 없이 참말 용하데이."

하지만 세상 이치는 화장실 가는 마음과 볼일 보고 나오는 마음은 다른 법이다. 아들만 낫는다면 산과 들의 밭뙈기까지 준다고 했던 노인은 그 후 다른 말을 했다.

"원장님, 농사 진 쌀 한가마 부칩니더. 촌에 돈이 어데 있습니꺼."

그렇게 간간이 쌀을 부쳐주더니 어느 날부터 소식을 끊었다. 평생 머릿속에 넣어두고 잊지 않겠다는 말을 남겨두었으니 그나마 위안이 된다.

그렇게 아픈 아들이 이제는 병을 고치고 직장에 잘 다니고 있다. 노인은 고맙다는 말을 잊지 않았다. 천 마디 아름다운 말보다 현금으로 건네주는 얼마쯤의 돈이 더 가치 있게 취급되는 세상이지만 나는 노인의 말뿐인 답례를 받아들인다.

고질병을 고쳤다는 그것만으로도 나는 좋은 업을 쌓았을 터이니 말이다.

4 얼굴에 **포도송이** 같이 달린 멍울

> **코에 포도송이처럼
> 검붉은 물체
> 주렁주렁**

혹부리 영감 이야기가 있다. 외과수술을 함부로 하지 못하던 시절에는 혹을 제거하지 못해 평생 달고 다니는 경우가 많았다. 요즘에 혹부리 영감이 잘 안 보이는 것도 어쩌면 서양 의학의 외과수술 경험이 풍부해졌기 때문일 것이다.

'혹'은 의학적으로 쓰는 용어는 아니다. 의학적으로는 보통 종양이라고 하는데, 몸에 지니고 있어도 아프지 않고 다른 질환의 원인이 되는 일이 없는 양성일 경우에 혹이라고 한다. 혹부리 영감의 혹은 그러니 양성이었다고 할 것이다. 하지만 미관상 흉해서 제거하는 것이 백 번 낫다.

문제는 제거하기가 만만치 않다는 데 있다. 혹부리 영감의 경우가 그렇듯이 안면부의 혹이 특히 문제다. 혹이 생기는 까닭은 일차적으로는 이하선염, 피하선염, 림프선염, 갑상샘질환 등이지만 근본 원인은 역시 골격 균형의 이상에 있다.

사실 사마귀나 티눈 같은 것을 제거하는 일은 간단하다. 목이나 사타구니에 있는 쥐젖도 레이저로 쉽게 태워 없앤다. 크기가 작아 다른 장기에 영향을 주거나 부작용 걱정이 덜하기 때문에 부담이 적다. 그런데 점을 빼는 것이 끝이 아닌 경우가 있다. 피부 아래까지 원인치료를 하기 쉽지 않아 재발할 가능성이 얼마든지 있다.

골격학은 그 원인을 찾는다. 뼈의 어느 지점에서 발생됐는지를 알아 질환의 원인을 제거하고 궁극적으로는 혹의 크기를 줄이고 끝내 없어지게 한다.

코에 포도송이 같은 검붉은 멍울이 주렁주렁 달린 43세의 남자가 골격원에 찾아왔을 때 돌려보내지 않고 받은 이유가 그것이다. 병원에서는 그 이유가 무엇인지 밝혀내지 못했다. 과학적으로도 아직 그것은 밝혀지지 않고 있는 것으로 안다.

병명이나 원인, 대책을 모르는 병을 고친다는 말을 듣고 찾아왔으니 체크를 해볼밖에. 남성을 하나하나 체크해 가다 보니 이 경우는 골격도 골격이지만 무엇인가 어려서 잘못 먹은 일이었다.

"혹시 어떤 음식을 잘못 먹어서 '죽었구나' 하고 포기한 적이 있었다는 이야기를 어른들한테 듣지 못했나요?"

남자가 움찔 놀라서 눈을 똑바로 떴다.

"어, 어떻게 그걸 아세요?"

입을 다물지 못하면서 남자가 말했다.

"와아, 정말 대단하시네요. 잘한다고 듣기는 했지만 놀랍습니다."

"그런 일이 있는지 말해보세요."

환자가 있다고 고개를 끄덕였다.

"그럼 어찌된 일인지 얘기해 보세요."

그러자 환자가 어린 시절 이야기를 털어놓았다. 시골에서 살았는데, 세 살 무렵 어른들이 점심을 먹여서 재워놓고 들일을 나갔다고 한다. 아이 혼자 재워놓고 나가면서 아이가 깨어났을 때 주전부리 할 것을 만들어 머리맡에 두었다. 시골에 간식거리가 변변히 없어서 주전부리랄 것도 없었다. 집에 있는 밀에 사카린 물을 타 달콤하게 해서 볶은 것이었다. 형들이 학교에 갔다 오면 함께 먹을 수 있겠거니 했는데, 그만 아이가 먼저 일어났다. 형들이 오기 전에 머리맡에 있는 볶은 밀을 혼자 다 먹어버린 것이었다.

형들이 와서 보니 밀은 하나도 없었다. 반 되가 더 되는 볶은 밀을 세 살짜리 아이가 다 먹어버린 것이었다. 형들이 학교에 갔다 왔을 때는 아이가 죽은 듯 엎어져 있었다고 했다.

원인을 알면 치료하는 것은 시간문제다. 골격원에서 관리를 받기 시작하면서 물체는 서서히 줄어들었다. 그리고 살색이 돌아오면서 점차 없어졌다. 환자는 감탄하고 또 감탄해서 골격원을 소개해준 분에게 말하더라고 했다.

"그 집 장롱을 한 번 열어보십시오. 혹시 신주단지 같은 것을 모시고 있는지 말입니다." 진단이 신통했던가 보았다.

우리 골격원의 관리 프로그램이 그만큼 효과가 있다는 데 또 한 번 자부심을 느꼈다. 세상에 나갈 일이 있을 때마다 얼마나 고통스러웠을까? 참 다행스런 일이다.

5. 서양의학만을 신봉했던 77세 신부전증 회장님

> **처음엔 안 믿었으나 몸 회복하자 정중히 인사**

건강은 돈을 주고도 사지 못한다. 맞는 말이다. 한 번 병이 들면 돈이 있어도 낫기가 쉽지 않다. 그게 쉬운 일이라면 우리 골격원에 돈이 많은 회장님 소리 듣는 귀한 분들이 찾아올 리 없다. 잘 안 될 때, 여기저기 다녀 봐도 해답이 없을 때 온다.

77세인 모 회장님이 골격원에 왔을 때다. 병원에서 신부전증 진단을 받은 환자였다. 이 분은 골격원에 올 마음이 없었다. 부인인 할머니가 골격원 회원이어서 권유를 받았으나 현대의학이 아니라는 이유로 무시했다. 경험해 보지 않으면 다짜고짜 무시하고 보는 세상풍조니 서운할 일도 아니다.

부인인 할머니가 어떻게 우리 골격원을 방문해 회원이 되었는지 먼저 그 이야기부터 하자. 할머니는 기관지가 편치 않았고 폐가 좋지 않았다. 또 머리가 터질 것 같이 아프고 잠을 잘 잘 수 없었으며 다리와 어깨, 허리 같은 곳이 불편했다. 그런데 우리 골격원 회원 중의 한 분이 인도네시아의 자카르타에 살고 있었는데 어느 날 그 분으로부터 전화가 왔다. "우리 회사 회장님 사모님께서 몸이 불편해 소개하니 잘 부탁

한다."는 전화였다.

그렇게 해서 우리 골격원을 찾아왔던 사람이었다.

우리 골격원은 소개소개로 환자들이 온다. 그 중에는 마취과 의사나, 약사 등 서양의학을 주류라고 여기는 사람들도 우리 골격원을 찾아와 몸소 체험을 하고 가족이나 인척, 가까이 지내는 사람들에게 소식을 전해준다.

할머니가 우리 골격원을 찾은 것도 그런 케이스였다. 할머니는 우리 골격원에서 관리를 받으며 회장님인 남편에게도 관리를 받아보라고 권유를 했다. 그럴 때마다 회장님은 "시끄러워요!" 했다고 한다.

"서양의학이 최고지 그게 무슨 소리야. 좋으면 당신이나 실컷 다니라니까." 하며 귓등으로만 듣고 무시했다.

그러던 어느 날 미국에서 살고 있는 할머니의 딸이 한국에 들어왔다. 허리와 무릎, 두통을 호소한다는 말을 듣고 데려오라고 했다. 그리고 며칠 뒤 딸이 우리 골격원에 와서 관리를 받고 돌아갔다.

그런데 그 즈음 회장님은 소변보기가 너무 어렵고 퉁퉁 붓는 증상이 나타나 큰 고생을 하고 있었다. 단백뇨가 무제한 배출되고 얼굴에는 굵은 두께의 검버섯이 피어났다. 그리고 다리에 힘이 없고 목이 불편하고 머리가 맑지 않았다.

이 방법 저 방법 시도해보았으나 효과가 없었고 회장님이 믿는 서양의학에서는 고통을 해결해주지 못했다. 아버지의 안타까운 병세를 보고 딸이 권유를 했다.

"아빠, 미국에는 이런 데 없어요. 아빠도 다녀보세요."

의료 선진국에서 사는 회장님의 딸이 무슨 치료를 안 받아보았을까? 미국에서 마사지와 카이로프랙틱을 많이 받아본 적이 있었다. 무수히 많은 스포츠 안마도 받아본 사람이었다.

병이 호전되지 않자, 고심하던 회장님은 딸의 권유를 듣고 마음을 움직여 나를 찾아왔다. 나를 어떻게 평가했건 나를 찾아왔으니 관리하고 병을 고치는 데에 성심껏 매달리기로 했다. 귀하신 몸이 믿어 마지 않는 서양의학을 포기하고 골격원까지 왕림한 것만도 사건이었다. 신경을 써서 관리를 하기 시작했다.

관리를 받은 지 3일에서 10일이 경과하자 퉁퉁 부었던 부기가 빠졌다. 아픈 엉덩이 좌골이 편안해졌다고 싱글벙글 좋아하기도 했다.

"한 원장님, 이 기술을 다른 사람들한테 전수하세요. 정말 신기하게 오줌도 시원하게 잘 나오고, 머리도 맑고, 눈도 귀도 맑아지고, 몸이 가볍네요. 전립샘도 좋아지고 오줌이 잘 나오고 시원했습니다."

웬만큼 회복되고나자 회장님은 관리 효과에 대해서도 칭찬을 아끼지 않았다. 뒤늦게나마 내게 미안하다는 뜻을 그렇게라도 전하고 싶은가 보았다. 결국 골격학을 발전시킬 수 있게 연구를 심화하고 매진해서 많은 사람들이 혜택을 받게 하라는 주문이었다.

"처음에 믿지 않았어요. 시간 낭비라고 생각하고 고통 속에 있었어요. 진작 안 찾아온 것을 죄송하게 생각합니다."

올 때마다 나를 칭찬하고 격려하는 말을 하고, 집에 돌아갈 때는 항상 정중한 모습으로 인사를 했다. '인사는 이렇게 하는 것이구나.' 하는 것을 배우게 해주는 계기도 됐다. 항상 바쁘게 살다 보니 누가 오든

가든 힐끗 보는 게 다였던 나한테 인사하는 법을 깨우치게 해주신 분이다.

　항상 겸손하고 정중한 인사에 나도 교만을 버리게 됐다. 환자와 회원들 앞에 설 때 그래서 항상 새롭다.

6. 세 살까진 정상이었던 **어린 생명**을 향한 손길

> **말 못하고 자폐증, 4개월 지나 차도**

나를 찾아온 어린 환자를 보면 가슴부터 아프다. 인생의 꽃을 피워볼 수나 있을까? 아이의 부모 심정이 파김치가 됐으리라는 것은 불 보듯 뻔하기 때문이다. 자식을 위해서 자신의 살이라도 도려내 목숨과도 바꾸라면 마다하지 않는 것이 부모 심정이다.

병원에 가도 시원하게 답을 듣지 못하고, 여기저기 전전하다가 여기까지 왔으니 오죽하랴 싶다.

"이 아이가 처음엔 말을 했구요, 중간에 다치면서 말을 못하게 됐네요."

여섯 살이 된 재현이를 처음 만났을 때 나온 진단이다.

"언제까지 정상적이었나요?"

재현이 엄마는 깜짝 놀랐다.

"원장님이 어떻게 그걸 아세요? 세 살 때까지는 말을 했어요. 엄마, 아빠, 딸기 뭐 그런 등등의 수준에 맞는 말을 다 했어요."

그러던 아이가 언제부터인지 서서히 말을 못하게 된 것이다.

"어디는 안 갔겠어요. 가봤지만 아무 이상이 없다고만 하니 정말 답답해서 미칠 지경이에요."

"자, 그럼 봅시다."

나는 아이를 꼼꼼히 살펴보았다. 목을 다쳤는데, 어디서 떨어졌던가? 어디서 옆으로 부딪힌 거라는 진단이 나왔다.

"어디에 부딪히는 모습이나 다친 것을 보았나요? 옆으로 얼굴을 세게 부딪혔어요?" 하며 질문을 하자 엄마가 입을 열었다.

"놀이터에 서 다친 적이 있어요. 얼굴에 상처가 크게 날 정도로요."

진단대로였다. 곁에서 지켜보던 우리 회원들이 깜짝 놀라며 "야, 판독이 정확하다."고 야단들이었다.

재현이는 말을 못하는 것만이 아니라 자폐증도 있었다. 3개월 정도 관리를 받다 보면 상태가 웬만큼 호전될 것 같았다.

"한 3개월 정도만 해봅시다."

재현이의 상태는 말도 못하고 자폐증도 있었다. 침도 흘리고 다리에 힘이 없고, 눈은 초점을 못 맞추고 껑충껑충 조심성 없이 부산하게 돌아다녀 정신을 산란하게 했다.

재현이 부모가 동의를 해서 관리가 시작됐다. 관리에 들어가자 침을 흘리는 것도 없어지고, 다리에 힘이 생겨났다. 3개월이 지나고 나면서 4개월째에 접어들었을 때였다.

"자 변한 것이 있나요?"

하루 이틀 치료하는 것이 아니기 때문에 환자도 보호자도 지루할 수 있어서 물었다.

"지루하거든 지금이라도 관리받는 것을 그만두고 쉬세요."

재현이 부모는 망설이지 않고 대답했다.

"아니에요. 계속 받을게요. 제발 여기 오지 말라고만 하지 말아주세요. 어느 곳을 찾아가도 아이가 문제가 있으니 치료를 하라는 곳은 한 곳도 없었구요, 원인이 없다며 발달장애라는 말만 했어요."

제발 오지 말라는 말만은 하지 말아 달라는 재현이 엄마. 부모의 마음이 오롯하게 느껴졌다. 재현이 엄마의 아이 사랑은 세상 어느 엄마보다 커 보였다. 골격원에 다니고 있다는 사실을 시부모와 친정 부모에게 비밀로 하고 있었다는 말을 그제서야 하면서 부탁을 했다.

골격원에 다니는 것을 비밀에 부친 것은 그동안의 마음고생 때문이었다. 용하다는 곳을 다녀봤지만 다 실패했기 때문에 어른들을 다시 실망시키지 않을까 해서였다.

그 재현이가 지금 말을 몇 마디 하고 있다. 눈도 초점을 맞추고 침을 흘리던 것도 없어졌다. 껑충껑충 뛰어 다니던 동작도 이젠 많이 줄어들었다. 무엇보다 재미있는 것은 병원이나 의료 쪽으로 가려고 하면 문 앞에도 들어서려고 하지 않고 떼를 쓴다고 한다. 그런데 골격원에 오면 잘 들어오고, 들어와서 자신이 해야 될 순서를 지켜 진행에 따르고 프로그램을 수행한다.

재현이 이야기를 이번 책에 넣겠다고 하자 재현이 엄마는 흔쾌히 동의해 주었다.

"우리 아이 같이 절망적인 상황에 처해 고통을 겪고 있는 아이들에게 희망과 행복을 줄 수 있는데 왜 주저하겠어요."

재현이 엄마는 자신의 주소와 전화번호까지 공개하겠다고 했다.

"경험담이 필요해서 알고 싶다면 연락하라고 하세요. 저희에 대해 있는 그대로 설명해 줄 수 있어요."

고마운 사람이다. 사람 심정이 다급할 때는 온갖 혀 찬 소리를 하다가 해소가 되면 나 몰라라 돌아서는데 주소와 전화번호까지 신상을 공개하겠다니. 재현이와 재현이 엄마에 대한 예의를 생각해서 꼭 그렇게 할 수만은 없지만 언젠가 그럴 일이 생기면 힘이 될 것임에 틀림없다.

7. 엄지손가락이 꺾인 16개월 된 아기

어린이 수술은 한 번 더 생각해야

서양의학은 수술 치료를 어렵지 않게 결정한다. 맹장염처럼 꼭 잘라내야 할 필요가 있을 때라면 도리가 없다. 하지만 살이 썩어가는 괴사라도 수술은 신중해야 한다는 게 내 입장이다.

서양의학에서 수술을 권하는 말을 듣고 우리 골격원을 찾아오는 환자들이 있다. 특히 어린이 환자의 경우 부모들이 와서 상담한다. 수술을 하지 않고도 치료가 가능한 경우가 많다. 수술을 해야만 한다고 보는 것이 서양의학의 미덕이자 한계라는 점을 지적해두고 싶다.

손가락이 꺾인 아기의 경우를 보자. 엄지손가락이 꺾인 16개월 된 아기였다. 엄지손가락이 꺾여서 펴지지 않으니 부모와 아기의 할머니는 걱정이 이만저만이 아니었다.

"병원에서는 뭐라던가요?"

이 병원 저 병원 다녀도 답이 없어 왔다는 말에 물어보았다.

"네다섯 살이 돼서도 꺾인 상태가 변하지 않으면 수술해서 신경을 끊어놓으면 된다고 했어요."

나는 깜짝 놀랐다.

"신경을 끊어 놓으면 손가락이 펴지기는 하지만 힘이 없을 텐데요?"

그 순간 옆에 있던 한 분이 수술하지 말라고 했다. 자신의 아들도 같은 케이스였다면서 수술 후 손가락이 꺾인 것은 펴졌지만 힘을 전혀 못 쓴다고 안타까워했다. 두 사람의 이야기를 듣고 나서 나는 아기를 바라보았다.

"아이를 왜 베개를 베지 않고 키웠어요?"

아기를 쳐다보다가 내가 묻자 아기 엄마가 깜짝 놀랐다.

"원장님, 어떻게 아세요? 실은요, 애가 베개를 안 베려고 해서 베개 없이 키웠어요."

골격으로 보면 그것이 원인 제공이었다.

"이 손은 지금부터 베개를 베고 관리를 받으세요."

3개월 정도 관리를 받게 하고 관리를 시작했다. 그리고 1~2개월이 지나니까 날로날로 엄지손가락이 펴지기 시작했다. 아기가 잠만 자면 손은 구부러지기를 계속 반복하더니 점점 펴지기 시작했다. 그러면서 엄지손가락의 상태가 뚜걱뚜걱 소리가 나며 구부러지던 것이 지금은 다 펴졌다.

8 병원에서 수술하라던 생후 90일 된 **뇌수막염 아기**

몇 군데 터치하니 벙실벙실, 수술 안 해도 돼

뇌수막염 진단을 받은 생후 90일 된 아기 이야기다. 뇌수막염은 아기들 질환으로서는 무척 위험하다. 신체 부위에서도 가장 예민한 부위이기 때문이다.

아기의 부모는 수술을 해야 한다는 말을 들었다. 대수롭지 않은 일인가보다 했으나 수술 이야기를 듣고는 혼비백산했다. 수술 도중 사망할 수 있으니 수술 과정에 혹 잘못되더라도 이의가 없다는 동의서에 도장을 찍으라고 했기 때문이었다.

"겁이 나서 도저히 수술을 못 시키겠더라구요. 죽여도 집에 가서 죽이자고 생각하고 데리고 나왔어요."

다니는 교회 사람들에게 이런 기막힌 일을 아이 부모가 얘기했다. 병은 소문을 내야 낫는다는 말이 맞기는 맞는 모양이다. 아기를 위해 심방을 나온 교회 신도들 중에 우리 골격원을 다닌 분이 있었다. 바로 그분이 골격원을 소개했다고 한다.

"어려운 병을 잘 고치는 데가 있으니 한 번 가보겠느냐?"며 전화번호를 주더라고 했다.

교회에 다니는 사람이 골격학 치료법을 인정하고 있다고 이상하게 여길 일이 아니다. 서양의학이 발달한 독일이나 미국 등 선진국에서도 골격학과 비슷한 유형의 치료법이 있다. 대체의학이니 제3의학이니 하는 수단으로 적절히 수용되고 있는 것이다.

뇌수막염 아기는 차례를 기다리는 동안 계속 울었다. 기다리는 환자들이 아이의 딱한 사정을 이해하고 양보를 해줘서 아기를 들여보내라고 했다.

아이를 안고 보니까 머리에 문제가 있었다. 바로 몇 군데 터치를 하고 처리를 했다. 그러자 4~5분이 지나자 언제 아팠냐는 듯이 옹알이를 하며 병실대며 놀았다.

"와, 원장님. 정말 놀랍네요."

"이건 기적이야! 기적!"

"글쎄 여길 알면 걱정이 없다니까!"

회원들이 모두 한마디씩 했다.

지구의 모든 사람을 살리기 위해서라도 빨리 골격학을 보급해야 할 것 같다. 체험자는 늘고, 그들의 수요를 우리 식구가 감당하기는 어렵다. 그래서 나는 그 동안 후계자를 양성하기 위해 많은 노력을 했다. 오랜 기간 아들이 내 옆에서 착실히 후계자 수업을 받았고 이젠 훌륭한 후계자로 성장을 했다.

90일 된 아기는 문제없이 잘 자라고, 며칠 전에도 아기 몸에 열이 난다고 데리고 와서 관리를 받고 갔다.

9. 혈변에 시달리는 여덟 살짜리 아이

병원 전전했으나 이유 몰라, 골격원 와서 치료

불과 8살짜리 아이가 혈변을 본다면 그 심정이 어떨까? 부모는 아이 병을 고치기 위해 잘 한다는 병원을 다 찾아다녔다. 하지만 백전백패였다. 먹었다 하면 변기에 피를 가득 쏟아버리니 1분 1초를 다투는 바쁘고 긴급한 나날을 보냈다. 채혈을 하면서 변을 보는 상태였다.

이 아이가 내게 왔을 때 나는 한마디로 말했다.

"아이가 어디서 아주 높은 데서 떨어졌네요."

아이 엄마가 말했다.

"절대 떨어뜨린 적이 없어요."

"아닌데요? 그럴 리 없어요." 나는 말했다. "그것도 이만저만 높은 곳에서 떨어진 것이 아닙니다."

체크한 내 주장과 환자의 답이 다른 경우는 거의 없지만 난 정확했다.

"떨어진 적이 있어도 그만이고 없어도 그만이지만, 이 증상은 분명히 떨어져서 온 증상이에요. 그러니 나한테 관리를 받든 말든 하세요."

하지만 내 말을 듣고 나서 엄마는 찬성하고 아빠는 반대했다. 여기서 봐도 엄마들의 마인드가 열려 있다.

첫날 관리를 받고 갔는데 다음날이었다. 아이가 골격원으로 들어서면서 말했다.

"원장님, 찾았어요, 찾았어요."

"뭘 찾아?"

"어저께 원장님이 떨어뜨렸다는 그것 말이에요."

잠시 후 아이 엄마가 뒤따라 들어오면서 4살 때 이야기를 했다.

"놀이터 미끄럼틀에 올라갔는데 옆의 아이가 밀어서 밑으로 떨어졌어요."

첫날 그런 일이 절대로 없다고 말했던 부모는 아주 민망해 했다. 그것 때문에 문제가 됐으니 치료하는 것은 시간문제였다. 원인을 알고 관리를 해주니 아이의 상태가 호전됐다. 날로 증상이 호전되기 시작해 첫날 즉시부터 혈변이 줄기 시작해 한 달여가 지나자 혈변과의 전쟁은 끝났다.

지금 아이는 아무 문제없이 생활을 잘 하고 있다. 원인을 알고 진행 증상을 잡으면 어떤 병이든 답은 있다. 혈변 보는 아이가 건강하게 뛰노는 것을 보면 언제나 흐뭇하다.

10. 밥도 굶고 물 한 모금도 못 삼킨 미국 모학교 총장

> "이 좋은 기술, 미국에서 펼치세요" 권유

미국에서 강의를 할 때 내 실력을 몸으로 체험한 총장님이 있어서 소개한다.

미국에서 온 모 대학교의 총장님이 어느 날 전화로 연락했다.

"한 원장 나왔어요?"

직원이 받은 전화에 대고 총장님이 그렇게 말하자 나를 바꿔주었다.

"원장님, 나 지금 잠실 롯데호텔에 있습니다."

그런데 이 분의 목소리가 심상치 않았다.

롯데호텔을 방문했더니 목소리가 안 나왔다. "물을 한 모금 드셔 보세요." 했더니 "물도 삼킬 수 없어서 이틀을 굶었어요." 했다.

나는 잠시 몇 군데 테크닉을 주고는 "이제 물을 삼켜 보세요." 했다.

그래도 총장님은 "아네요. 나는 물 못 삼켜요." 했다. 물이 넘어가지도 않고 짜릿짜릿 아프고 열이 난다고 했다. 뜨겁고 찢어지는 듯한 통증도 있다고 했다.

나는 "아니오, 지금 관리를 했으니까 드셔 보세요." 했다.

내 말을 듣고 총장님은 물을 한 모금 마시고 난 뒤에 물이 넘어가자

꿀꺽꿀꺽 단번에 마셨다. 그리고 나서 "한 원장님, 신기합니다. 정말로." 감탄사를 연발했다.

물은커녕 하루 종일 굶어서 먹을 수 없었는데 물이 들어가니 무척 반갑고 좋은 모양이었다. 즉시 식사를 하도록 권하면서 "내일 제 사무실에 오세요. 한국음식 해 드릴테니 드시고 가세요." 했다.

총장님이 다음날 골격원에 오자 나는 호박잎쌈과 양배추쌈, 된장쌈장을 준비했다가 쌈에 싸서 드시라고 했다.

총장님은 깜짝 놀라며 "나 이것 못 먹을 것 같아요." 했다. 나는 "아네요. 관리를 했으니 아무렇지도 않을 거예요. 많이 드세요." 했다.

내 말을 듣고 총장님은 용기를 냈고 쌈을 싸서 꿀꺽꿀꺽 맛있게 먹었으며 그런 자신의 상태를 마냥 신기해했다. 사실 총장님은 미국에서도 치료가 안 되니까 한국에 와서 몇 군데를 다닌 상태였다.

3일 관리를 받고 미국으로 돌아가며 "한 원장님, 미국에 오세요. 이 좋은 기술을 두고 뭐하시는 거예요." 했다. 하지만 나는 도리질을 쳤다. 한국 환자들을 다 낫게 하기도 벅차다.

2박3일 관리를 받고 미국으로 가시며 총장님은 "한국으로 살러 와야겠어요. 짐을 싸러 가요." 하고 미국행 비행기를 탔다.

11. 심장이 터질 것 같았던 중년 여성 환자

> 아침에 일어나면 30분 정도 시도해야 전기밥솥 앞까지 걸어 가

사랑을 뜻하는 하트(♥)마크를 흔히 심장으로 여긴다. 하지만 원래는 심장이 아니라 여성의 앞가슴 라인 그림이라고 한다. 잘 바라보면 댄스복을 입은 여성의 풍만한 가슴 모습이 보인다. 혹자는 엉덩이를 닮은 듯하다고도 하는데, 아무래도 심장하면 하트 모양이 먼저 생각난다.

하트가 심장을 닮았다고 보는 것은 가슴과 마음을 같은 개념으로 본 데서 비롯된 것 같다. 심장의 실제 생긴 모양도 완전한 하트는 아니지만 하트처럼 생겼다고 해도 그리 크게 그른 얘기는 아닌 것처럼 보인다.

그러나 한 가지 확실히 해둘 게 있다. 붉은색 하트 모양으로 상징화 되지만 이것이 부드럽거나 연약한 장기가 아니라는 것이다. 심장과 마음을 동일시하고, 하트와 사랑을 동일시하기 때문에 약하고 부드럽다고 여기지만 전혀 아니다.

심장은 근육 덩어리다. 사람 몸에 있는 근육 중에서 심장의 근육도 가장 강한 근육 중 하나로 꼽힌다. 특히 심장의 근육은 팔다리 근육처

럼 내 마음대로 움직일 수 있는 근육이 아니다. 심장이 독립적인 생명체라도 되는 것처럼 저 혼자 움직인다. 자율적으로 움직여서 우리 생명을 유지하게 해주는 기관이다. 심장을 내 마음대로 작동하고 멈추고 한다면 화가 나면 하루에도 몇 번씩 죽었다가 살아날 수 있을 것이다.

아무튼 그런 이유 때문에 아주 강한 신체기관임에도 불구하고 탈이 생길 여지가 많다. 아무런 증상이 없이 탈이 나기도 하고, 가슴을 송곳으로 찌르는 듯한 통증으로 엄청난 고통을 겪기도 한다. 운동을 하다 말고 심한 호흡 곤란으로 움직이지 못하는 경우도 있고, 늘 심장이 두근두근하는 증상으로 불편해 하기도 한다.

이런 여러 증상이 무서운 것은 그러다 심장이 멈춰버리면 죽음에 이른다는 사실이다. 돌연사가 그래서 생겨난다. 영화에서 심장 약을 두고 있다가 극심한 고통에 시달릴 때 약을 먹고 가까스로 진정하는 경우를 흔히 보는데, 실제로 그렇게 위험하다.

쉰다섯쯤 되는 어느 여성 환자가 한 번은 골격원에 왔다.

"심장이 안 좋아서 아침에 일어나 전기밥솥 앞까지 걸어가기도 힘들어요." 했다.

조심조심 움직이지 않으면 심장이 터질 것 같다는 환자는 30분 이상을 헤매다가 기어서 밥솥까지 간다는 것이었다.

심장질환이 있는 환자들이 호소하는 증상은 비슷하다. 개인차가 있지만 대개 가슴이 빠개질 것 같고, 바늘로 찌르는 것처럼 따끔따끔하고, 호흡이 금세 멈춰버릴 것 같다는 호소다. 그 극심한 고통을 겪어보지 않고는 모른다. 잠시 왔다가 사라지기도 하고, 약을 먹어야만 진정

되기도 한다. 괴로움은 둘째다. 그대로 죽음에 이를 수도 있어 문제다. 이 여성 환자를 관리하기 시작했다.

"손발 끝이 차고, 저리고, 시린 증상이 있어요?" 물었더니 "있어요." 대답했다.

"가슴이 벌렁벌렁 하고 어딘가 퉁 떨어지는 것 같은 숨이 막힌 증상이 있어요?" 물었더니 "네 그래요." 하며 놀라워했다.

심장이 약하면 새파랗게 보이고 손끝 발끝도 시릴 정도가 되며 노래를 하면 호흡이 연결되지도 않는다. 또 저릴 때가 많으며 눈이 뿌옇게 보이고 침침하고 불안 초조하다.

그런 증상을 완화할 수 있게 하는 조치를 취하면서 관리를 하기 시작했다. 이튿날 관리를 받으러 와서 "한 번인 데도 편안해졌어요. 전기밥솥 앞에까지 단숨에 갔어요." 했다.

여성 환자는 몇 초도 걸리지 않고 뚜벅뚜벅 걸어가서 전원을 연결하고 밥을 할 수 있게 됐다며 밝게 웃었다.

"원장님. 심장병도 고쳐 사람을 살려주시니 뭐라 감사해야 할지 모르겠네요."

원인도 대책도 없는 통증으로 괴로워하는 환자들 중에서 특히 심장병 환자들을 보면 나는 안타깝다. 그 극심한 고통의 순간에 얼마나 외롭고 힘이 들까.

흰 고양이든 검은 고양이든 쥐를 잘 잡으면 좋다고 했던 등소평의 말을 생각해본다. 제도권 의학이든 아니든 환자를 낫게 한다면 그건 좋은 일이다. 나와 같이 의료의 사각지대에 있는 사람들의 환자 치료를 양성화한다면 병으로 고통 받는 환자는 물론 국가에도 득이 되는 일이다. 이 글을 꼭 읽어야 할 분들이 읽어서 환자들께 도움이 됐으면 싶다.

12. 중학생 아들과 함께 온 **병원장 부인**의 감탄사

난치병 고치는 의인이 통일을 이끈다

한반도의 남북통일이 언제 될까?

사실 통일이라는 주제는 고질병을 관리하는 나 같은 사람과는 어울리지 않는다. 정치도 이데올로기도 관심이 없다. 오직 병으로 신음하는 환자만이 내 관심사다.

굳이 연관성을 찾아본다면 북한의 최고지도자가 서양의학으로 치료하다가 지금은 전통요법으로 치료한다는 설이 있다는 것이다. 이것은 공개된 명백한 현실이다.

나는 '잘 낫지 않는 환자를 낫게 하고 있으니, 내게 살펴볼 기회가 주어진다면 피하지 않고 해보리라.' 하는 생각을 가진 적이 있다. 그리고 또 하나를 더 들라면 텔레비전에서 보는 기아에 허덕이는 어린이들의 모습이다. 골격관리 이전에 안쓰럽다는 생각이 들었다.

그런데 미국에서 살고 있는 병원장 부인인 사모님이 한국에 와서 내게 미국 저널에서 본 내용을 말씀해 주었다. 몇 천 년 전의 예언가의 예언 속에 이렇게 쓰여 있다는 것이었다.

"한국에 의사도 한의사도 아닌 비 의료인이 한 사람 있을 것인데 병을 아주 잘 고칠 사람이 있을 것이며, 그 사람으로 인해 세계의 통일도 될 수 있을 것이다." 라고 쓰여 있었다고 했다.

사모님은 한국행 비행기를 타고 오면서 계속 마음속으로 "그 사람이 한 원장님이기를 기원하고 왔다."고 했다.

솔직히 통일이 언제 될 지는 아무도 모른다. 분단 60여년 만에 남과 북은 완전히 다른 나라가 됐다는 설도 있고, 통일을 해서 우리가 좋을 게 뭐가 있느냐는 사람도 있다. 그러나 한민족, 한겨레라는 말을 듣고 자란 나로서는 통일은 좋은 일이다. 그러니 병원장 사모님한테 듣기 과분한 말씀이지만 참으로 기분이 좋았다.

하지만 이런 공치사가 절로 나오는 것은 아니다. 나를 신뢰할 만한 고질병 관리 경험에서 우러나온 말씀이다.

"원장님의 골격학이 세상에 하루 빨리 알려져야 해요."

세상에 알려지면 자연히 통일도 앞당겨진다고 보는 것일까?

이분이 처음에 골격원에 왔을 때는 혼자 먼저 왔지만, 나중에 체험을 한 후에는 아들을 데리고 왔다. 아들도 아팠고 본인도 많이 안 좋았다. 심한 빈혈에 얼굴은 까맣게 변해 있었고 손발은 냉장고같이 찼다. 함께 왔던 아들은 중학생이었는데 들어서는 모습을 보자 어디가 어떻게 안 좋은지 한눈에 들어왔다. 몇 가지 기본적인 체크를 하고 물어보았다.

"아드님이 어려서 걸었나요? 걷지 못했을 텐데요?"

이런 물음에 대개 놀라는데, 이 사모님도 깜짝 놀라서 되물었다.

"어머, 어머!" 감탄사를 감추지 않았다.

"신통하다는 말은 듣고 왔지만 정말로 그게 보이세요?"

그렇게 묻는 사모님의 얼굴이 편안해 보였다. 서양의학을 하는 집안에서 이름도 들어본 적이 없는 골격학을 하는 나를 만나러 올 때 기대 반 우려 반이었다고 했다. '나를 고칠 수 있을까.' 했는데 성공하자 든든한 우군을 만난 기대감으로 아들을 데리고 왔던 것이다.

"원장님 말씀이 맞아요. 어릴 때 걷지를 못했어요."

"그럼 애가 어릴 때 걷지 못한 것 때문에 다른 문제가 되었나요?"

부인이 고개를 끄덕였다.

"아이를 왜 그렇게 방치했어요?" 나는 물었다.

"병원에 가도 이상이 없다고 했어요. 방법이 없어서 아이의 할머니가 아이에게 걷는 연습을 시키느라고, 다리에 힘이 가야 된다고 산과 들로 데리고 다녔어요." 했다.

세상에 이럴 수가! 나는 입을 다물지 못했다.

"그러면 막 울고불고 했을 거 아니에요?"

"아프다고 울었죠."

아이는 그 고통을 다 말하지 못하고 겪었다. 원장 부인은 그 속내를 알지 못했다. 어디가 어떻게 해서 아이가 그렇게 됐는지 궁금해 하는 부인에게 골격학적 관점에서 빚어진 문제점들을 하나하나 설명해주었다.

"그럼 고칠 수도 있나요?"

"그럼, 고쳐야지요. 여기까지 오셨는데요."

관리를 시작했다. 그날 부인은 병원장인 남편에게 사실을 이야기 했다고 한다. 그랬더니 병원장인 남편이 "그렇게도 문제가 된다면 당장 사진을 찍어봐야 되는 것이 아니야?"라고 했다고 한다.

부인은 "원인을 찾았는데 원인이 나오지 않는 X선을 찍을 필요 없지 않겠어요? 사진이야 아무 때나 찍어볼 수 있어요. 하지만 뭐, 지금 관리를 잘 받고 있으니 굳이 찍어볼 필요까지는 없어 보이네요. 아니 그리고 사진은 찍어서 뭐할 건데요."

어차피 병명도 모르고 못 고친다고 해서 관리를 못 받았는데 나를 만나 관리를 받으니 즐겁다는 것이었다. 그 아이는 지금 미국에 가 있다. 관리를 받고 정상이 되어 생활을 잘 하고 있다.

13 루저에서 185cm 위너 청년이 된 대학생

초등생 수준의 키
"저 진짜
대학생이거든요"

한국에 와 있는 아름다운 외국 여성들이 한국과 한국 사람들에 대해 수다를 떠는 방송프로그램 '미수다'가 한때 인기였다. 이 방송에 나왔던 한 출연자가 한 말이 큰 논란거리가 됐다.

"남자의 키가 180cm 이하면 루저 아닌가요?"

루저? 고등학교는 물론 대학을 졸업한 사람들도 '루저'라는 말을 얼른 이해하지 못했다. 우리 일상에서 그런 말을 거의 쓰지 않기 때문이다. 하지만 홍대 부근이나 압구정동·청담동 같은 곳에서는 젊은이들끼리 통하는 말인 모양이다. 사회에서 패배자 또는 낙오자라는 뜻이다.

농담으로 하는 말이건 진담이건 간에 키 작은 사람들이 상처를 받았다. 180cm가 안 되는 어떤 사람은 소송을 하겠다고 나섰고, 수많은 네티즌들이 댓글과 퍼 나르기로 비난을 퍼부었다. 이 여성출연자가 H대생이라 해서 H대녀라는 말이 인터넷에 화제가 됐고, '루저 파문'이라는 말도 한참 회자됐다. 말실수에 대한 혹독한 대가를 치렀다.

한국인들의 평균 키가 180cm가 안 되니 벌떼처럼 일어날 만도 하다. 2009년 조사에 의하면 19~24세의 한국인 남성의 평균키는 174.1cm였고, 25~29세까지가 173.8cm 정도였다. 50대 이상은 170cm가 안 됐다. 일본이나 중국에 비해 큰 편이지만, 한국인 대다수가 180cm가 안 된다는 것을 알 수 있다.

한국에서 키가 180cm 이상이라는 사실은 외모 면으로 선택받은 남성이라는 의미다. 탤런트 오지호, 권상우 등 톱스타와 농구나 야구, 배구, 축구 등 유명 운동선수들이 대개 그런 정도의 키를 자랑하는 것이 사실이다. 키가 180cm는 넘어야 여성들로부터 매력남으로 평가받는다는 뜻이 된다.

이런 현상을 반영하듯 인터넷매체는 물론 종이신문, 잡지 등에 키를 키우는 클리닉이니 뭐니 해서 요란하다. 키 수술, 호르몬요법, 한방, 운동, 음식, 잠자기 등 다양한 방법으로 키를 키워주겠다는 것이다.

키 문제로 고민이 깊은 사회이다 보니 골격원에도 키 문제로 상담을 하러 온 환자들이 더러 있다. 덕소에서 온 한 대학생 환자의 경우 뒷모습만 보면 초등학생쯤으로 보일만큼 작았다. 관리를 받기 위해 차례를 기다리는 골격원 회원들이 실제는 대학생인데 외모는 초등학생으로 보이니 이 환자가 하는 유식한 말을 듣고는 의아해마지 않았다.

"쟤 좀 봐. 어쩜 저렇게 작은 애가 어른처럼 말을 잘할까?"

"글쎄 말이에요. 애늙은이가 따로 없어요."

그렇게 수군거리는 소리를 듣다가 대학생 환자는 버럭 화를 내며 한마디를 던졌다.

"저 진짜 대학생이거든요."

**골격 균형 정상 찾자
안 자라던 키 자라**

환자를 체크해 보니 키가 자라지 않은 원인은 골격에 있었다. 뼈의 균형 상태를 보니 환자가 높은 데서 뒤로 떨어졌고, 떨어질 때 무거운 물체가 함께 떨어져 짓눌렀다.

"무거운 물체가 덮쳐 척추를 앞뒤로 다쳤는데 맞나요?"

대학생 환자는 눈을 동그랗게 뜨고 놀라워했다.

"맞아요. 어떻게 그걸 아세요?"

"어떻게 된 건지 말해 봐요. 나도 정말 그것 때문에 키가 안 컸는지 궁금해요."

그제서야 대학생 환자는 자신이 어렸을 때 당한 사고를 말해주었다.

경운기가 처음 나왔을 때 동네에서 경운기가 덜덜덜 소리를 내며 다가오자, 그것을 보느라고 뒷걸음을 치다가 논두렁 밑으로 떨어졌다고 한다. 이것을 본 경운기 아저씨는 경운기를 세우고 자신을 구해야 되는데, 다급한 나머지 경운기를 탄 채로 나를 구하려는 바람에 뒤로 넘어진 아이를 경운기가 덮치는 사고가 일어났다고 했다.

경운기가 전복돼 자신을 덮치자, 아이는 장 파열이 되어 8시간 동안 대수술을 받았고 겨우 목숨을 구했다고 한다. 바로 이런 일 때문에 대학생 환자는 척추 손상을 입었고, 골격균형을 크게 망치게 된 것이었다.

"키가 클 수 있나요?"

환자와 함께 온 보호자도 신기해하면서 궁금해 했다.

원인을 알면 병을 치료하는 것은 시간문제다. 관리를 받기 시작한 뒤에 골격균형이 정상으로 회복됐고 키도 자라났다. 초등학생이냐고 하던 그 학생의 키가 지금 185cm가 넘는다. 이른바 루저에서 하루아침에 위너가 된 케이스다.

키를 크게 하는 법은 여러 가지다. 수술요법으로 뼈를 늘리는 방법을 비롯해서 호르몬 주입 시술 등 서양의학적인 방법과 한약 처방으로 키를 키우는 한의학, 그리고 스포츠전문가 등의 운동법 등 다양하다. 우유를 많이 먹어서 키가 컸다는 사람도 있고 칼슘을 많이 섭취하여 키가 컸다는 사람도 있다. 아동기에 할 수 있는 일이 그만큼 많기도 하다.

하지만 한 가지 분명한 것은 골격균형이 정상이기만 해도 키가 몇 cm는 더 커 보이고, 실제로도 큰다는 사실이다. 꾸부정한 자세나 틀어지거나 휘면 실제로 키를 잴 때 작게 나올 수도 있다. 골격 균형이 바르면 성장판의 자극이 되고 더욱 키가 커질 것은 분명하다.

어느 스포츠제품 메이커는 성장판을 자극하는 신발을 개발했다고 하여 대박을 터뜨리기도 했다. 얼마 전 성장판 자극이 과학적으로 입증된 것이 아니라는 뉴스가 나오기도 했으나, 성장판을 자극하면 키가 커진다는 데는 대개 의견이 일치한다. 농구나 줄넘기 등 뜀뛰기를 많이 하는 것이 좋다는 얘기도 성장판 자극과 관련이 있다고 하는데 이는 전적으로 맞는 말은 아니다.

골격학이 키를 키우는 데에 적격이라는 사실은 서양의학적으로도 이처럼 분명하다.

14. 사타구니가 터져 죽겠다던 회장님의 전립샘

하루 만에 차도, '대머리 총각' 부르며 기분 좋아져

기쁨을 나누면 두 배라고 한다.

아픔을 다른 사람과 나누면 어떻게 될까? 두 배가 아니라 반으로 줄어들 수 있다고 본다. 병은 소문을 내면 낫는다는 옛말이 그르지 않다. 강 건너 불구경하듯이 대할 수도 있지만 자신이 아는 명의나 치료받은 사례를 생각해 내고 얘기해 주기 때문이다. 안 그렇다고 해도 한마디 위로의 말을 듣는 것도 힘이 된다.

골격원은 그런 입소문을 듣고 온 환자들로 붐빈다. 체험을 해보고 가까운 사람들에게 전해주는 환자들에 의해 꼬리를 물고 찾아온다. 그래서 더러는 응급실로 갈 환자가 골격원으로 찾아오는 경우도 있다.

"터터터, 터져 죽겠습니다!"

어느 날 비명소리를 내면서 모 회사의 회장님이 찾아왔다. 두 손으로 사타구니를 움켜쥐고 사색이 다 된 얼굴이었다. 이 분은 간간이 전립샘 수술을 한다고 병원을 다녔던 중이었다. 절규하며 괴로워하는 환자를 보니 나도 마음이 급해졌다.

"이리 오세요."

회장님을 앉히고 우선 급한 대로 응급처치를 했다. 몇 군데 처리를 하고 났더니 금세 편안해졌다.

"와, 이거 정말 신기하네요. 나는 병원으로 보내면 어떻게 하나 하고 겁이 났습니다."

회장님이 고마워했다. 그는 전립샘을 수술한 환자였다. 아프긴 한데 병명이나 원인, 대책이 없는 병들을 65%에서 80%까지 고친다고 하지만 솔직히 수술을 한 경우는 거의 손쓸 수 없다. 따라서 회생 불능으로 괴사했거나 수술을 한 경우는 못 고치는 35%에서 20%의 범주로 정하고 있다. 다만 괴사환자라도 수술하지 않았다면 가능성이 있다.

전립샘 수술도 마찬가지다. 프랑스의 미테랑 대통령 같은 사람도 전립샘으로 고생했고, 결국 그것으로 죽었다. 전립샘암으로 죽는 경우도 많이 있다.

전립샘질환이 생기는 이유는 현대문명생활과 관련이 있다. 규칙적인 생활을 하지 않고 오래 앉아 있는 생활을 하는 것이 문제다. 비만이나 당뇨, 혹은 스트레스 등으로 인해 성욕이 저하돼 적절한 성생활을 하지 못하는 것도 전립샘질환을 유발하는 것으로 확인되고 있다. 문제는 전립샘질환을 호소하는 환자들의 연령대가 갈수록 낮아지고 있다는 사실이다. 건장해 보이는 40~50대 남성이 속으로는 전립샘으로 고생하는 경우를 보는 것은 어렵지 않다.

골격학적으로는 골격의 변위에서 원인을 찾는다. 일생동안 사용하다 보면 골격의 변위가 생기게 마련이다. 바른 골격상태를 최상으로 유지하며 일생을 산 사람은 전립샘이든 다른 핵심 장기든 손상될 일이 없기 때문에 무병장수가 가능하지만 흐트러진 경우 어느 부위에서 어떤 질환으로 발생할지 모른다.

전립샘의 경우도 환자 상황에 따라 골격의 변위 부위가 각각 다르기 때문에 일반론적으로 말하기는 어렵다. 그러나 골격 관리를 함으로써 기능이 정상화된다. 당장의 통증과 운신의 고통을 해소하면서 완치를 기대하는 것이다.

나를 찾아온 회장님은 전립샘 수술을 받는다고 스스로 밝혔다. 수술을 한 경우는 골격원에서 받지 않으므로 병원으로 가라고 내치지나 않을까 내심 걱정한 것이다.

"내일 다시 오겠습니다."

사타구니가 터져 죽겠다던 환자가 돌아갈 때는 가뿐해져서 그렇게 말했다.

이런 때도 보람을 느끼는데, 이 환자가 다음날 아침에 나를 더욱 기분 좋게 해줬다. 골격원 계단을 올라오면서 콧노래를 부르는 것을 다른 환자들이 보았던 것이다.

'여덟 시 통근 길에 대머리 총각…'

그 전날 그가 어떻게 나타났는지 보았던 환자들이 미소를 짓고 말했다.

"저 회장님, 어제는 죽겠다고 난리더니 살았나 보네?"

"그런데 우리 원장님이 전립샘도 볼 줄 아세요?"

함께 있던 한 환자가 그렇게 물었다. 골격학을 하는 사람이 전립샘 치료까지 하는 것을 보니 의아한 모양이었다.

만병의 원인을 골격에서 찾는다는 것을 일반인들이 처음부터 이해하기는 힘들다. 환자들도 직접 병을 고치기 전에는 잘 수긍하지 않는다. 하지만 체험한 사람은 꾸준히 늘고 있다. 그러면서 그들은 믿어간다. '정말 골격이 잘못되면 만병이 오는구나.' 하고.

전립샘은 남성의 숙명으로 의외로 환자가 많다. 치료만이 아니다. 건강할 때는 축복이고 아프면 천형이 되는 전립샘이기에 예방 차원에서 미리 관리를 받기 위해 골격원을 찾는 남성들도 있다. 체험을 해본 가족이 가장 가까운 사람에게 전해주고, 그 체험자가 다시 제일 친한 사람들에게 이야기해 찾아온다.

그러니 골격원은 일종의 체험방이다. 그렇게라도 알리고 다른 사람을 건강하게 할 수 있으니 체험방 칭호가 내게는 명예롭다. 이 기술들은 지구촌 건강을 지키는 훌륭한 예방책이 된다. 나는 내 기술들을 앞으로 대중 앞에서 강의를 할 계획을 짜두고 있다.

15 119 마다하고
나부터 찾은 환자 가족

> **응급조치 후
> 몇 가지 관리하자
> 20분 후엔 편안한 잠**

골격원에서 환자를 보는 나는 사생활이 거의 없다. 병원이 포기한 환자를 낫게 한다는 소문이 나면서 더욱 붐비기 때문이다. 관리 노하우를 익히는 아들이 함께 하지만 환자를 보살피고 관리하는 데만 꼬박 하루를 다 쓴다.

관리가 끝난 사람, 관리 중인 사람들로부터도 무시로 전화가 걸려온다. 일일이 전화를 다 응대하기도 벅찬 날이 많다. 가능하면 전화 상담을 피하려 하지만 환자의 상태가 급할 때는 받지 않을 수 없다. 응급처치를 전화로 해주지 않을 수가 없다. 한 번은 우리 골격원을 다녀간 어떤 분이 전화를 해왔다.

"한 원장님 지금 외국에 나가신 거 아니죠?"

직원이 그렇다고 말을 하자, 참 다행이라면서 안도의 한숨을 내쉬었다고 한다. 직원이 바꿔주는 전화를 받아보니 급한 전화였다.

"우리 시누이가 쓰러졌대요, 원장님." 급한 목소리였다.

나는 응급환자를 골격원으로 데려오라고 말하지 않는다.

"그럼 어서 119 불러 병원으로 데려가세요."

응급환자를 회피하는 것이 아니라 응급상황에서 병원의 시설과 기능, 그리고 시스템이 필요하기 때문이다. 골격원에서도 받아들일 수 있고 필요한 구급도 가능하다. 하지만 병원에 맡기는 것이 옳다고 본다. 제도적으로도 119 신고를 받고 출동한 응급구조 서비스 차량은 병의원의 응급실로만 환자를 후송하게 돼 있다.

"그동안 몇 번 쓰러져서 병원에 갔는데요, 이상이 없다고 했어요."

병원에서도 더 이상 손쓸 방도가 없다고 보는 것 같았다. 환자 본인은 물론이고 그 가족 되시는 분들의 아픔과 걱정을 생각하니 막무가내로 병원 응급실로 보내는 것도 못할 일이었다. 이 환자가 여느 응급환자와는 다른 것이었다.

"정 그러면 어쩌겠어요. 뫼시고 와야지요."

그렇게 하고 나서 다시 환자의 상태를 점검했다. 골격원에 오기 전까지 환자의 상태를 유지해서 급한 불을 끌 수 있게 일러 주었다.

"환자가 메스껍고 어지러워 도저히 일어설 수가 없다고 하는데요?"

차에 태워 바로 올 수가 없다는 얘기였다. 119 구급대 차량이면 누워서도 올 수 있지만, 출동한 이상 병원으로 환자를 후송해야 하기 때문에 도리가 없었다.

"그러면 보호자한테 골격원에 다녀가라고 하세요."

길이 막힌다고 해도 1시간쯤이면 다녀갈 수 있었다. 골격원에서 개발한 제품으로 응급조치를 할 생각이었다. 우리 제품을 가져가 먹게 하고 원기를 웬만큼 회복하게 한 다음에 환자를 모셔왔다.

환자를 보니 전화로 들었던 그대로였다. 바짝 마른 체격이었다. 내가 개발한 제품으로 응급처치를 했다고 하지만, 골격원까지 모셔오는 힘을 넣어준 것에 불과했다. 상태를 보니 계속 토하고 다리와 팔을 벌벌 떨었다. 말도 못하고 계속해서 신음소리만 내뱉으면서도 곧 죽을 것 같다면서 살고 싶다고 눈물바람을 하는 것이었다.

계속 토하고 어지럽고 메스껍고 다리가 후들후들 비틀비틀 댔다. 체크를 해보니 병명이 바로 나왔다. 병명을 말해주고 이러이러한 전조증을 말해주었다.

관리하기 전에 문제가 되는 부위를 점검하고 손을 썼더니 환자는 20분 정도 흐른 뒤에 잠을 자기 시작했다. 통증과 괴로움으로 잠들지 못하던 환자여서 보호자들도 안도의 숨을 내쉬었다.

이런 중한 환자가 들어오면 상태가 다른 회원들의 걱정이 앞선다. 중한 환자를 받았다가 혹 불상사라도 나지 않을까 노심초사 하는 것이다.

"걱정하지 마세요, 회원님들." 잠든 환자를 뉘어놓고 다른 회원들을 안심시킨다. 그들도 골격원에 처음 올 때는 더 갈 데가 없는, 병원이 포기한 환자들이 아니던가.

골격학의 위력을 회원들은 곧 실감한다. 병명도 모르고, 언제 어떻게 될지 모르는 그런 환자가 문제된 골격을 관리하기 시작하면 예외 없이 회복되기 때문이다.

그렇다고 하루 아침에 모든 상황이 개선되는 것은 아니다. 환자 상태에 따라 어떤 환자는 비교적 짧게, 어떤 환자는 길게 꾸준히 관리를 받게 된다.

지금 그 환자는 살려줘서 고맙다고 하며 밥도 먹고 잠도 잘 잔다. 전에 비하면 아주 건강해졌다. 골격원에 와서 관리를 받고 집에 돌아갈 때마다 죽어가는 사람 살려줘서 고맙다고 한다.

그 환자가 들어올 때부터 낫는 과정을 쭉 지켜본 관리회원들은 마치 자신의 일이라도 되는 것처럼 흐뭇해한다.

병명도 대책도 없는, 못 고치는 병이 나았으니 그보다 더 좋은 일이 어디 있겠는가. ♣

한완석 골격학 ❶ 〈병원이 포기한 세상의 모든 병들〉을
애독해주신 분들께 감사드립니다.
한완석 골격학 ❸ 〈신생아 골격 관리법〉도 곧 출판할
예정이오니 많은 관심 부탁드립니다.

- 한완석-

병명도 모를 때… **치료**도 안 될 때…
골격이 답이다

저자 | 한완석 지음

1판 1쇄 인쇄 | 2010년 5월 15일
1판 1쇄 발행 | 2010년 5월 20일

발행처 | 건강다이제스트사
발행인 | 이 정 숙
디자인 | 이 상 선

출판등록 | 1996. 9. 9
등록번호 | 03 - 935호
주소 | 서울특별시 용산구 효창동 5-3호 대신 B/D 3층(우편번호 140-896)
TEL | (02) 702 - 6333 FAX | (02) 702 - 6334

○ 이 책의 판권은 건강다이제스트사에 있습니다.
○ 본사의 허락없이 임의로 이 책의 일부 또는 전체를 복사하거나
   전재하는 등의 저작권 침해행위를 금합니다.
○ 잘못된 책은 바꾸어 드립니다.
○ 저자와의 협의하에 인지는 생략합니다.

값 12,000 원
ISBN 978-89-7587-063-7 03510